• 어른을 위한 두뇌 운동 퀴즈북 •

뇌가 젊어지는
집중력 퀴즈

HRS 학습센터 지음

GBB

나이 들수록 집중력 훈련이 필요한 이유

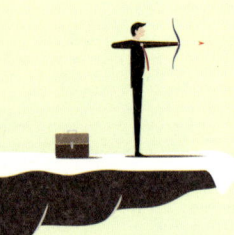

    여러분의 집중력은 안녕하신가요? 나이 들수록 하나에 집중하는 시간을 20분 넘기지 못하거나, 긴 문단을 읽기 어려워졌거나, 핸드폰에서 눈을 떼기가 힘들어졌다면 자신의 집중력을 꼭 점검할 때입니다.

    집중력은 동시에 쏟아지는 많은 정보 중에서 필요한 것만을 선택해 효율적으로 처리하는 능력입니다. 집중력이 떨어지면 주의력, 작업기억력, 판단력, 기억력에 문제가 생기고 더 나아가 치매에 걸릴 확률이 높아집니다.

    나이 들수록 노화로 인해 뇌의 신경세포, 신경전달물질의 감소 등으로 기억력과 집중력이 떨어지게 됩니다. 하지만 꾸준히 뇌 운동을 한다면 건강하게 만들 수 있습니다. 특히 전두엽은 기억, 사고, 판단 등을 하는 뇌 부위이기 때문에 전두엽을 활성화시킨다면 집중력이 강화될 수 있습니다.

    《뇌가 젊어지는 집중력 퀴즈》는 재미있는 퀴즈로 좌뇌와 우뇌의 전두엽 기능을 골고루 활성화시켜 치매를 예방하는 책입니다. 좌뇌는 언어 이해와 표현, 계산과 논리, 합리성을 관리하며, 우뇌는 공간지각, 감정조절, 사회성, 추상성을 관리합니다. 이 책에 실린 다양한 시각, 공간, 논리, 수리, 언어 퀴즈로 집중력을 키워 건강한 뇌 신경계를 지키길 바랍니다.

HRS 학습센터

《뇌가 젊어지는 집중력 퀴즈》만의 특징

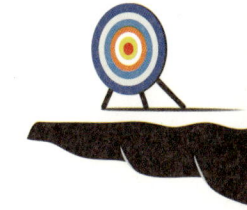

- ☑ 시각, 공간, 논리, 수리, 언어 퀴즈 등 전두엽의 기능을 골고루 향상시킬 수 있는 문제를 실었습니다.

- ☑ 숨은 그림 찾기, 퍼즐 조각 찾기, 도형의 형태를 똑같이 그리는 활동을 통해 공간감, 인지력과 기억력을 높이도록 했습니다.

- ☑ 퍼즐, 마방진, 연산, 스도쿠 게임 등의 문제를 통해 논리력과 수리력을 높이도록 했습니다.

- ☑ 초성 단어 찾기, 반대말, 자모 찾기 퀴즈를 통해 언어력, 연상력, 기억력을 높이도록 했습니다.

- ☑ 어린 시절에 풀었던 문제 형식을 통해 호기심 많던 추억을 떠올리게 했습니다.

- ☑ 쉬운 문제와 어려운 문제를 통해 자신의 집중력이 어느 정도인지 체크해 볼 수 있게 했습니다.

× × ×

뇌는 근육과 같다.
사용할 때 즐거움을 느낀다.

- 칼 세이건 미국의 천문학자

뇌가 젊어지는
집중력 퀴즈

시작해볼까요?

01 시각 집중력 트레이닝 같은 그림 찾기

그림을 자세히 살펴본 다음 그림과 똑같은 그림자를 보기에서 찾으세요.

난이도 ★★★☆☆

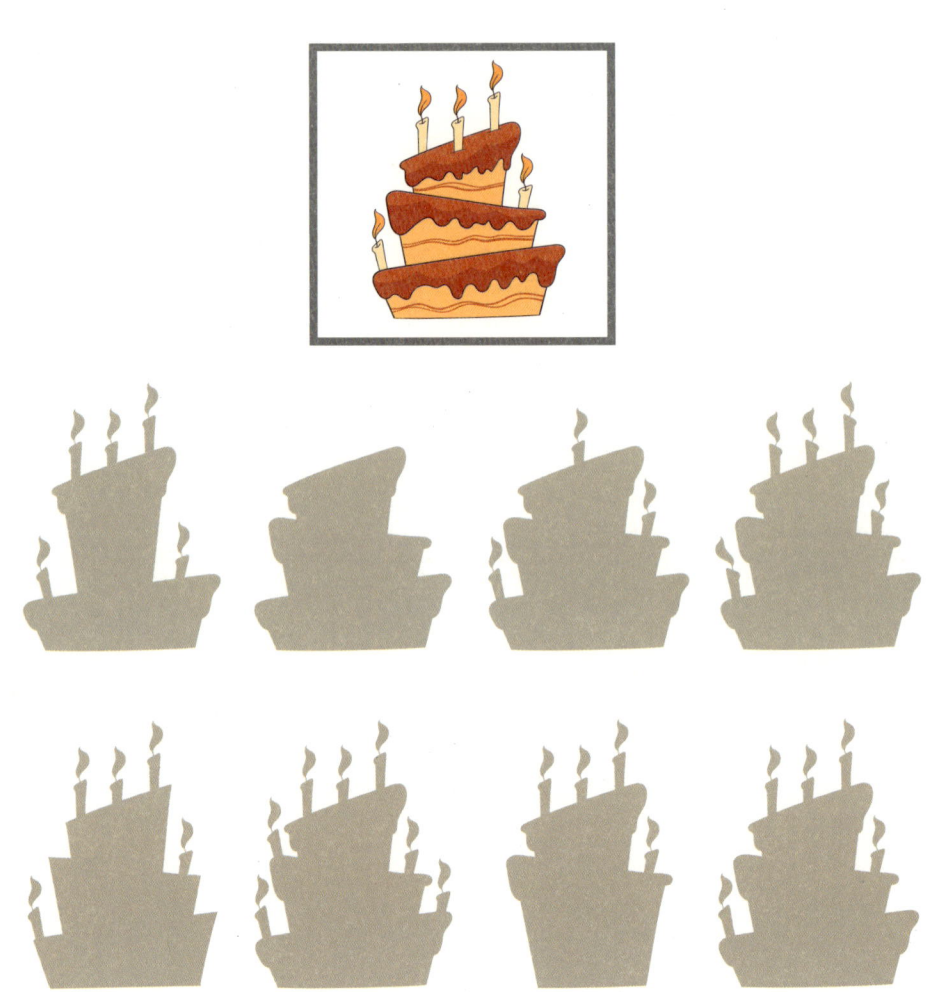

02 시각 집중력 트레이닝 **다른 그림 찾기**

2개의 그림을 자세히 살펴본 다음 서로 다른 7개를 찾아 오른쪽 그림에 동그라미 해보세요.

난이도 ★★★★☆

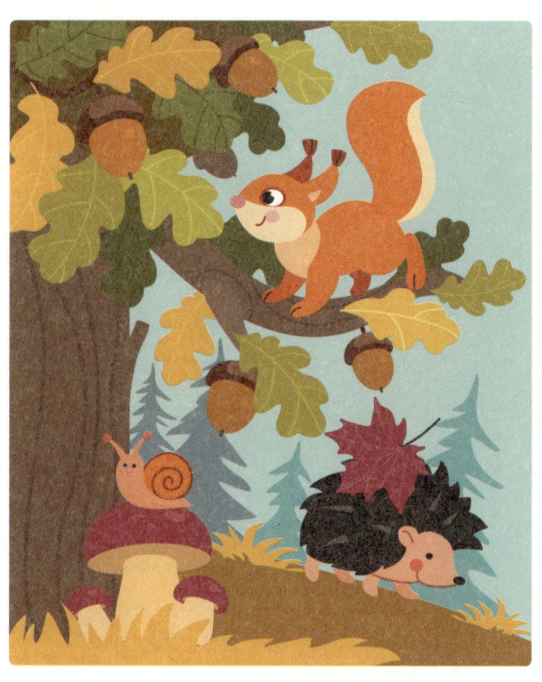
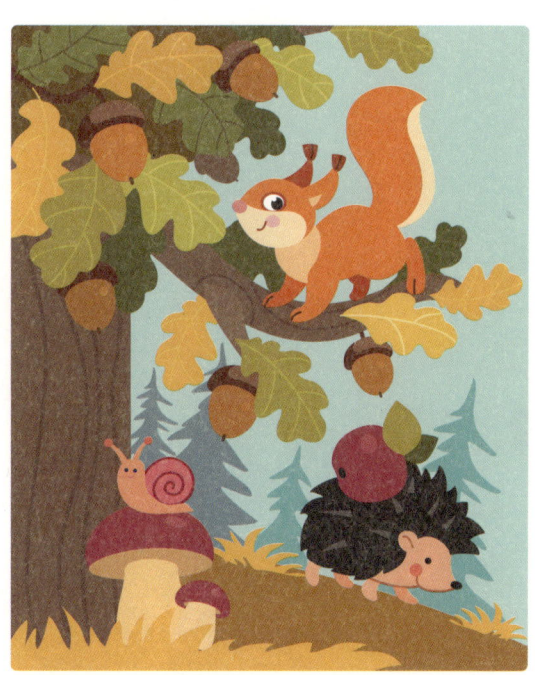

03 시각 집중력 트레이닝 **숨은 그림 찾기**

아름다운 꽃 속에 다양한 곤충들이 숨어 있어요. 보기의 곤충을 그림에서 찾아 동그라미 해보세요.

난이도 ★★★★★

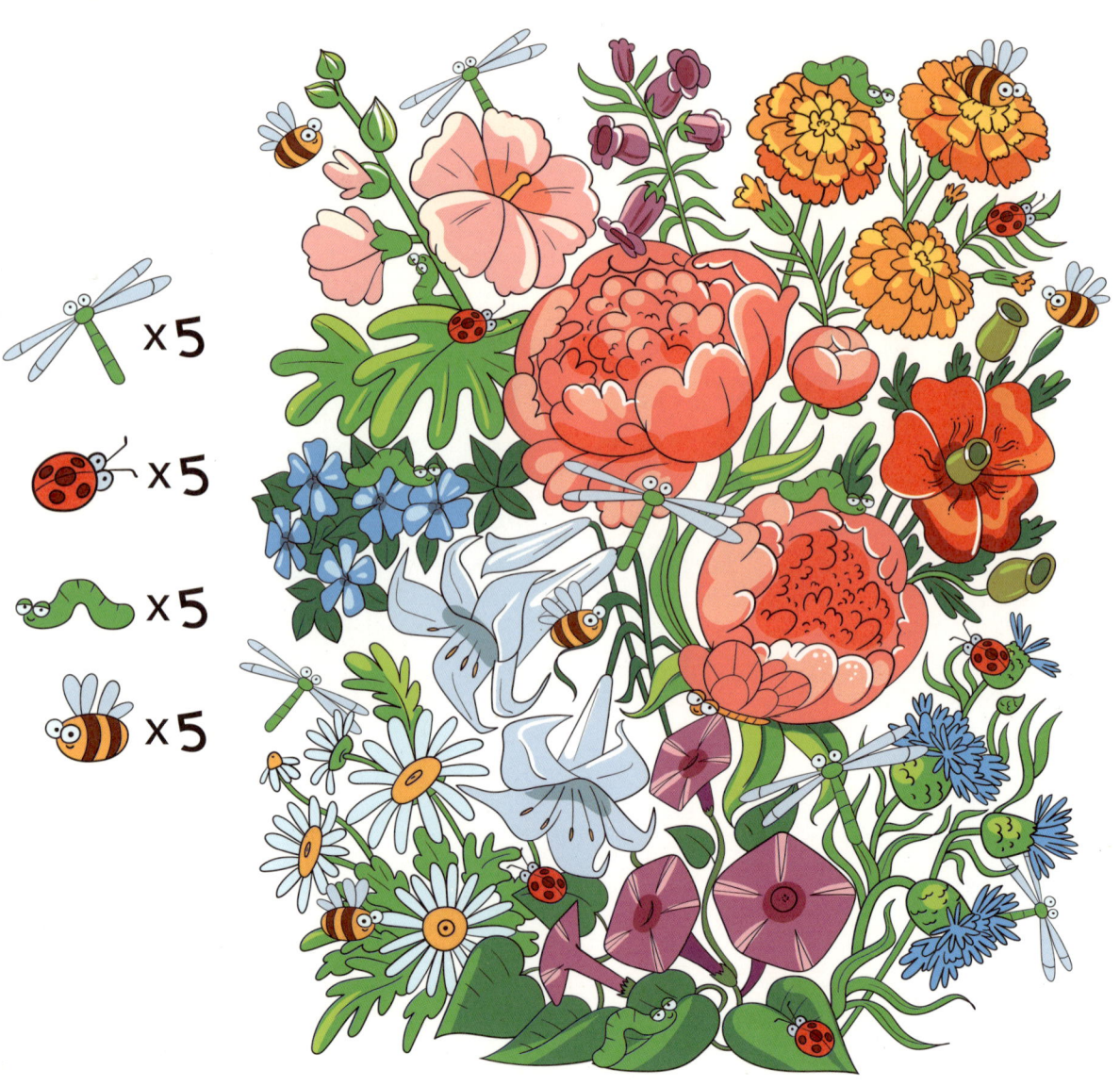

| 04 | 공간 집중력 트레이닝 **퍼즐 조각 찾기** |

왼쪽 도형에 어떤 조각이 들어가야 꼭 맞을지 찾아보세요.

난이도 ★★★☆☆

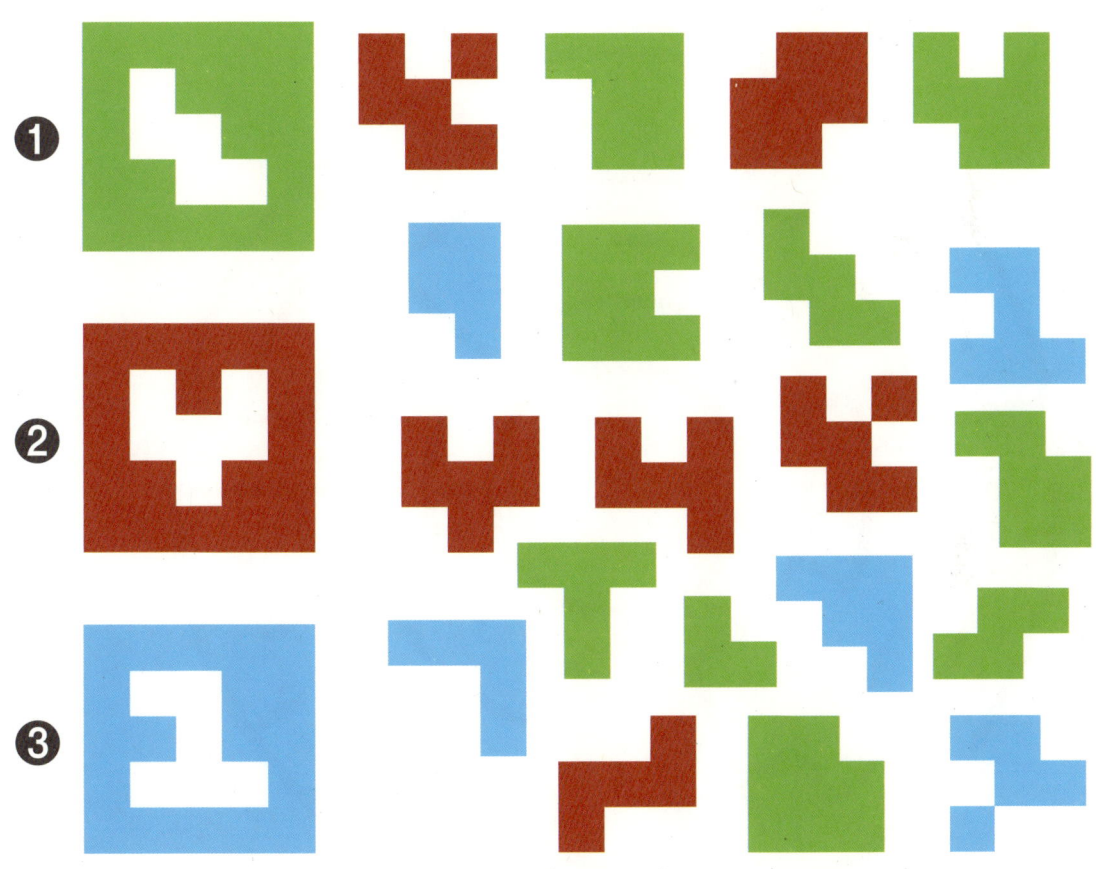

05 공간 집중력 트레이닝 **미로 찾기**

★에서 ▲로 가려면 미로를 통과해야 해요. 어느 길로 가야 통과할 수 있는지 선을 그어보세요.

난이도 ★★☆☆

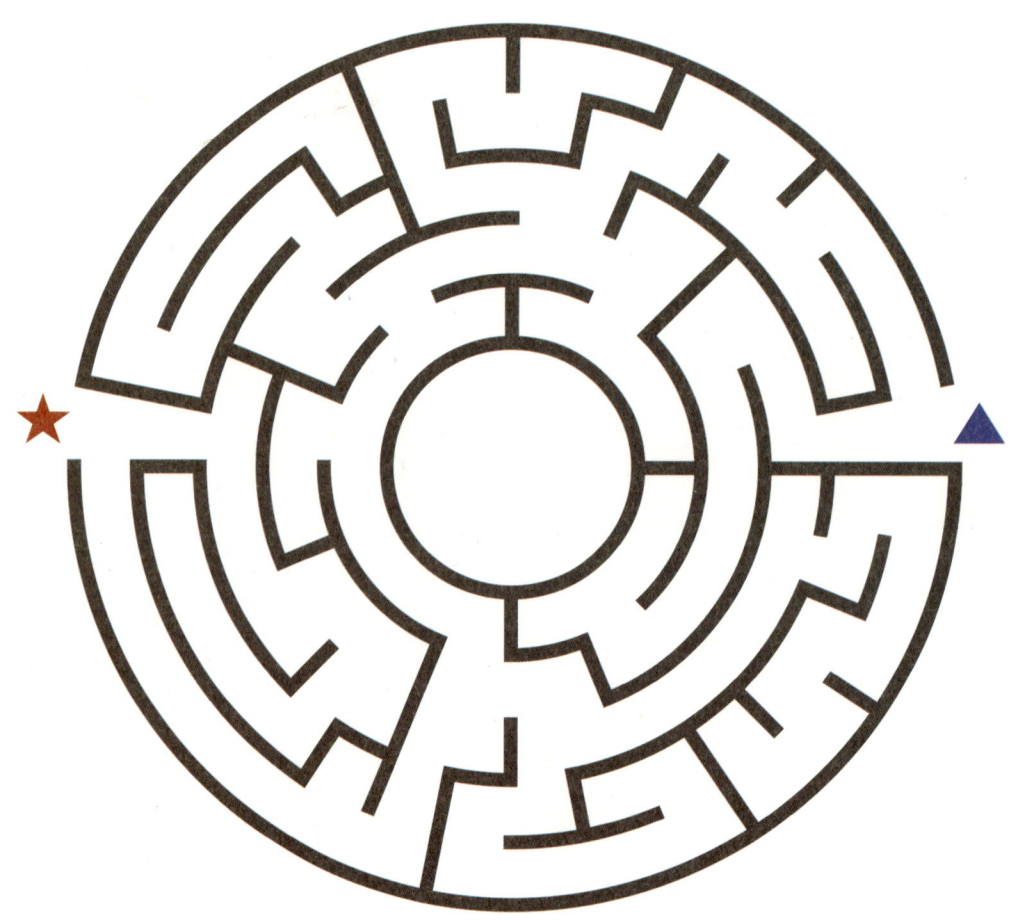

06 공간 집중력 트레이닝 **선 잇기**

1번부터 번호 순서대로 선을 그어 다시 1번까지 돌아오도록 해 바나나의 형태를 완성해보세요.

난이도 ★☆☆☆☆

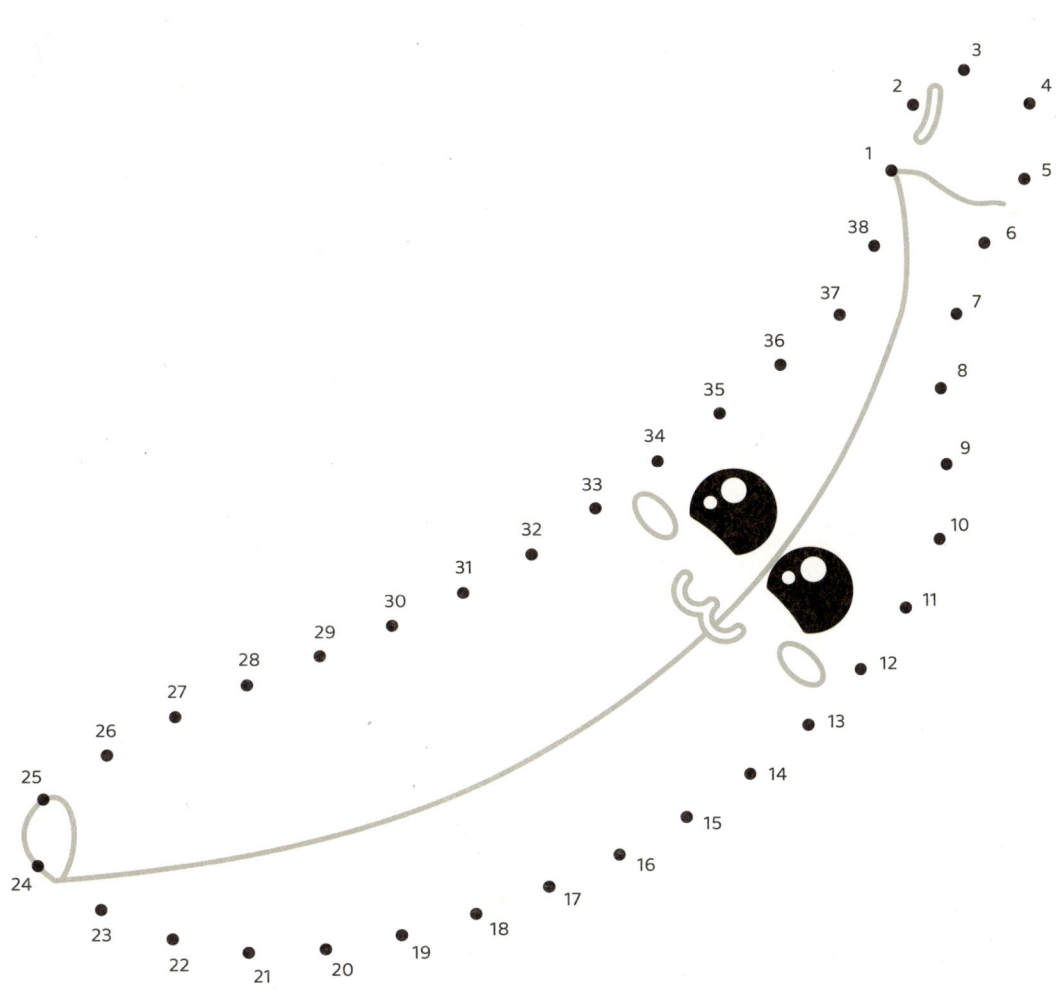

07 언어 집중력 트레이닝 **단어 거꾸로 읽기**

보기의 단어를 거꾸로 읽으면 어떤 단어가 되는지 고르세요.

난이도 ★★☆☆☆

푸바오

오바오   오바포   오파포   오바푸   우파포   오바뿌

기러기아빠

빠아기리기   빠이기러기   빠아기러기   빠이기러기   빠아기리가

돌봄경제

제경븜돌   제경봄돌   제경돌봄   제봄돌경   제경븜들

08 언어 집중력 트레이닝 **같은 자음 찾기**

다음은 《빨강머리 앤》에 나오는 문장입니다. 이중에서 '니은(ㄴ)'을 찾아 동그라미 하고 개수를 적어보세요.

난이도 ★★★☆☆

정말로 즐겁고 행복한 나날이란 멋지고 놀라운 일이 일어나는 날이 아니에요. 진주 알들이 알알이 한 줄로 꿰어지듯이 소박하고 작은 기쁨들이 조용히 이어지는 날들이에요. 웃을 수 있는 한, 인생은 살아갈 가치가 있다고 느껴요.

09 수리 집중력 트레이닝 암산하기

빠르게 암산하여 다음 식을 완성해보세요.

난이도 ★★☆☆☆

- 5 + 6 + 7 + 8 - 9 =
- 3 + 6 + 9 - 7 + 7 =
- 6 - 4 + 8 - 5 + 3 =
- 5 + 9 - 6 + 3 - 7 =
- 2 + 5 + 6 + 6 - 5 =
- 6 - 5 + 3 + 7 - 3 =
- 16 + 3 - 7 + 2 - 4 =

10 수리 집중력 트레이닝 **공식 완성하기**

가로와 세로의 연산식이 맞을 수 있게 ❶과 ❷에 숫자를 넣어 완성해보세요.
단, 1부터 9까지의 숫자 중에서 골라 서로 겹치지 않게 넣어야 해요.

난이도 ★★☆☆☆

❶	+	8	=	10
+		+		
9	+	❷	=	14
=		=		
11		13		

11 시각 집중력 트레이닝 **같은 그림 찾기**

그림을 자세히 살펴본 다음 그림과 똑같은 그림자를 아래에서 찾으세요.

난이도 ★★★☆☆

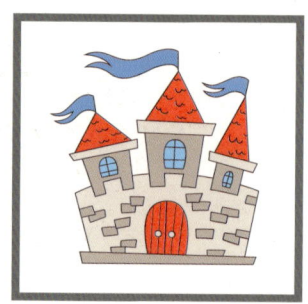

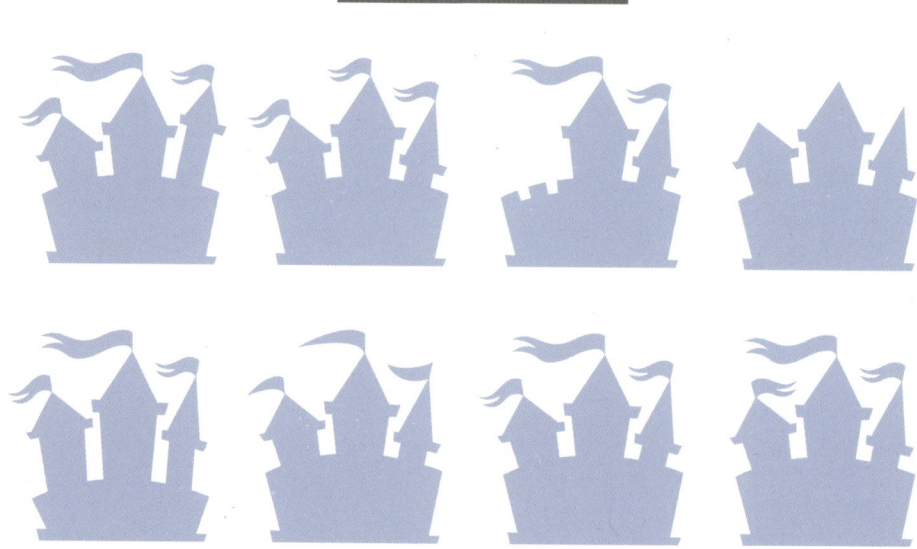

12 시각 집중력 트레이닝 **다른 그림 찾기**

2개의 그림을 자세히 살펴본 다음 서로 다른 10개를 찾아 오른쪽 그림에 동그라미 해보세요.

난이도 ★★★★★

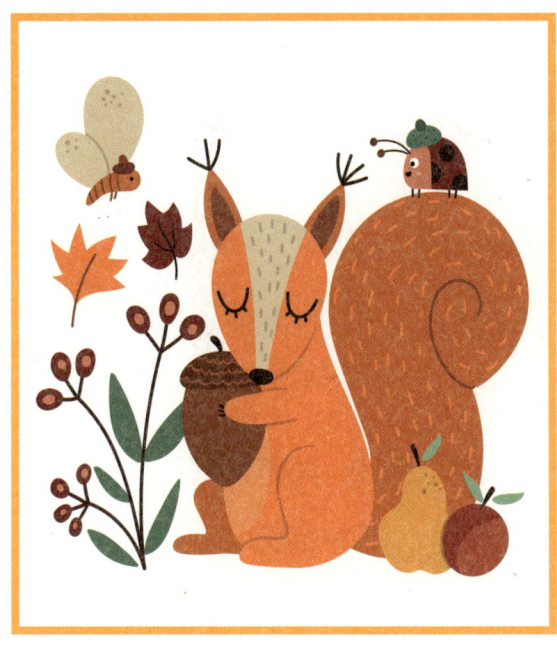
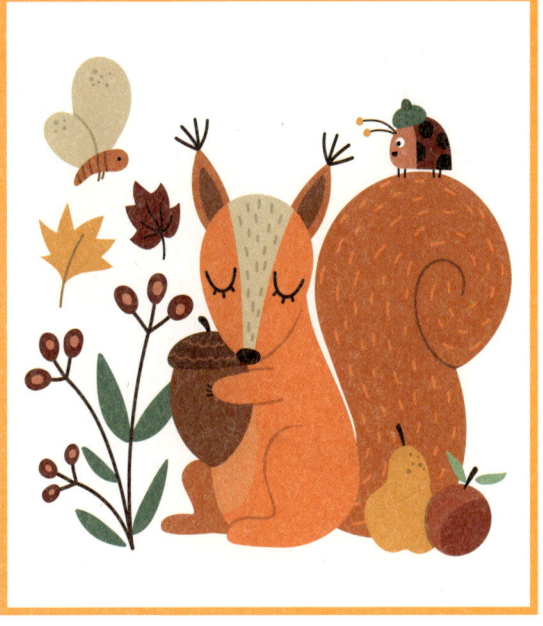

13　시각 집중력 트레이닝 **숨은 그림 찾기**

과일 바구니에 왼쪽의 조각이 숨어 있어요. 그림에서 찾아 동그라미 해보세요.

난이도 ★★★☆☆

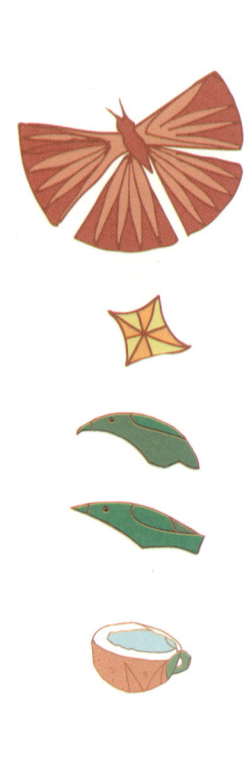

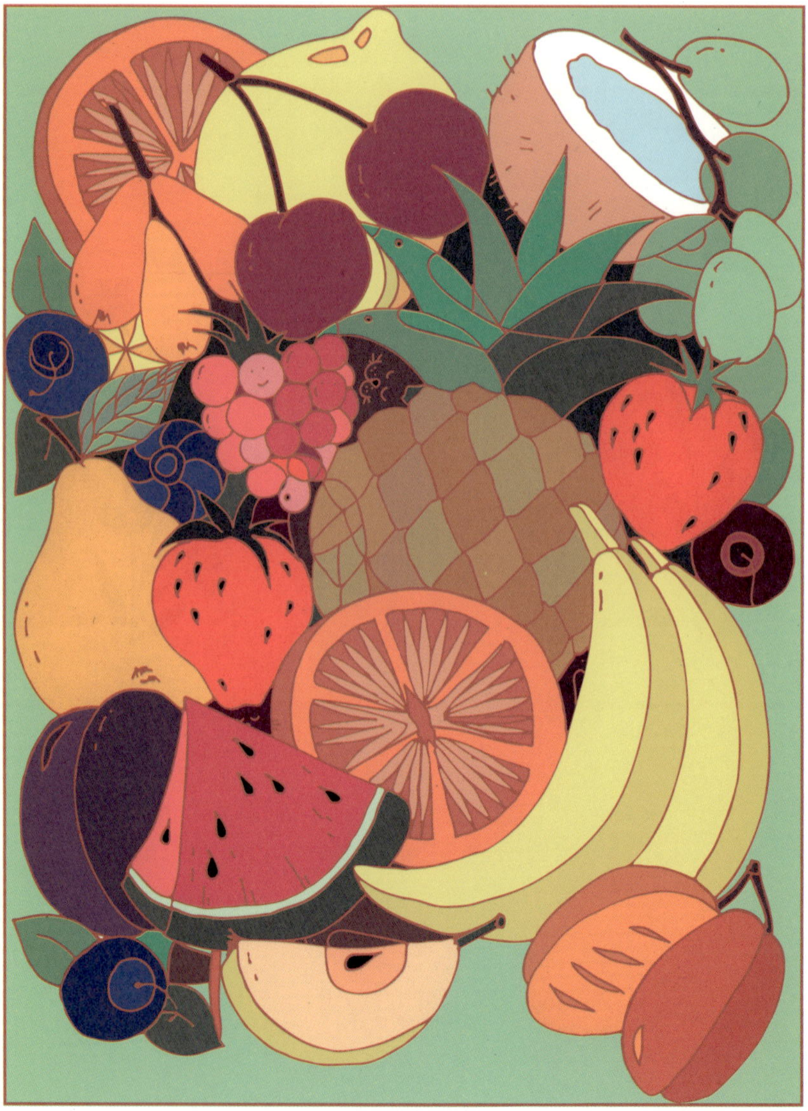

14 공간 집중력 트레이닝 **위에서 본 형태 찾기**

여러 개의 책이 쌓여 있는 그림을 자세히 본 다음 위에서 본 책의 모습을 찾아보세요.

난이도 ★★★☆☆

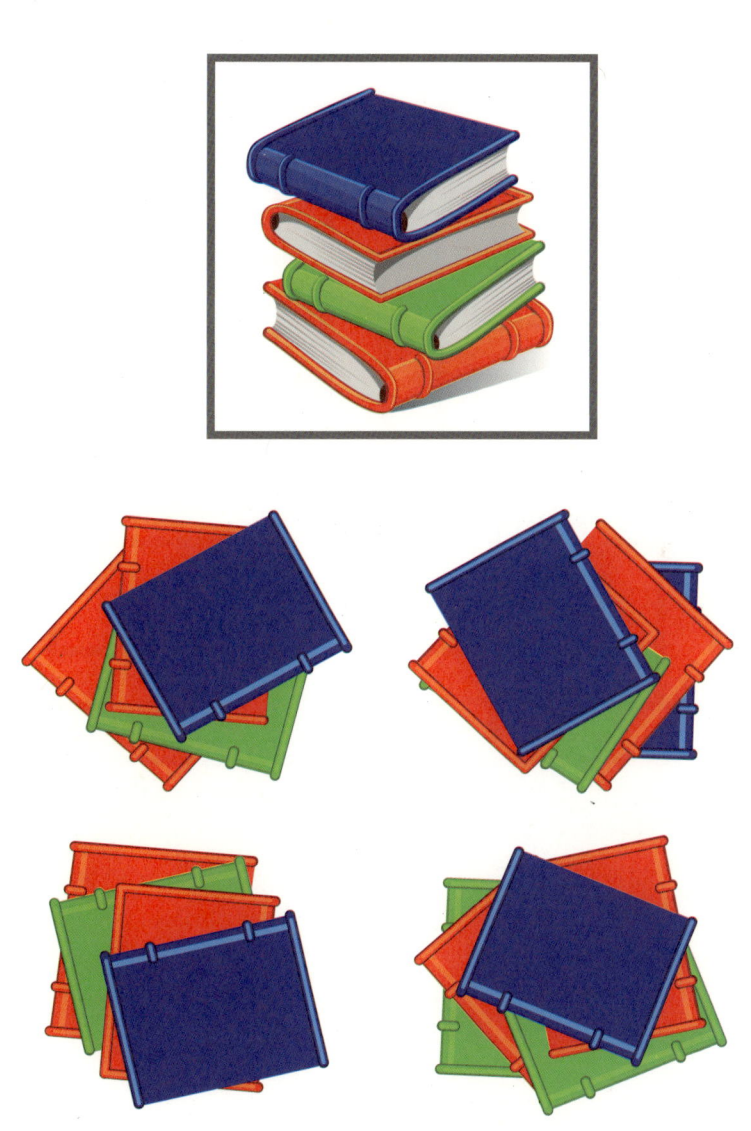

19

15 공간 집중력 트레이닝 **미로 찾기**

★에서 ▲로 가려면 미로를 통과해야 해요. 어느 길로 가야 통과할 수 있는지 선을 그어보세요.

난이도 ★★☆☆☆

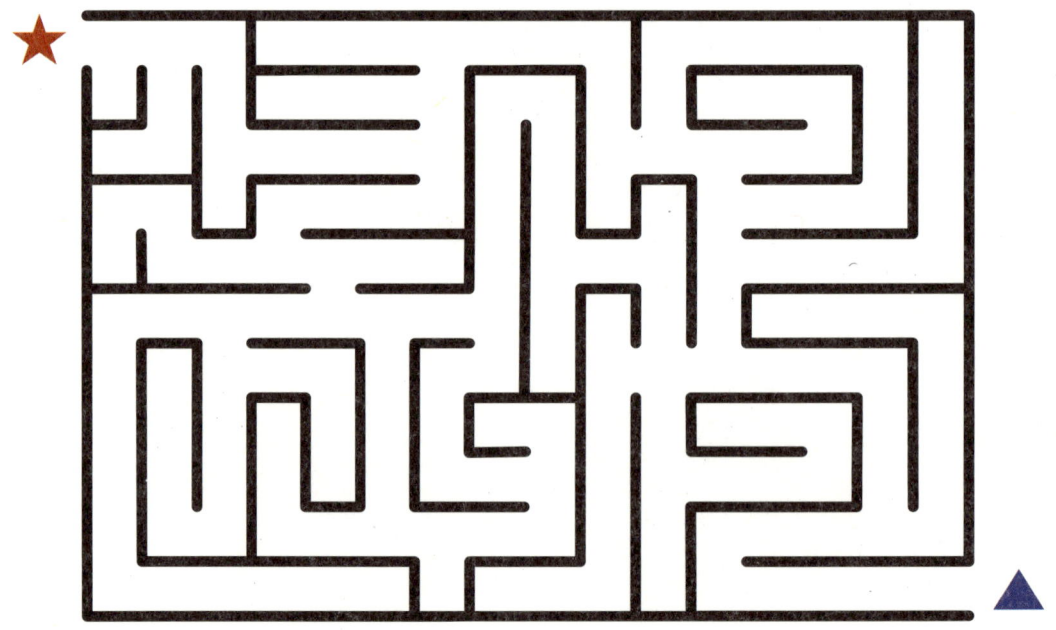

16 공간 집중력 트레이닝 **선 잇기**

1번부터 순서대로 선을 그어 다시 1번까지 돌아오도록 해 돌고래의 형태를 완성해보세요.

난이도 ★☆☆☆☆

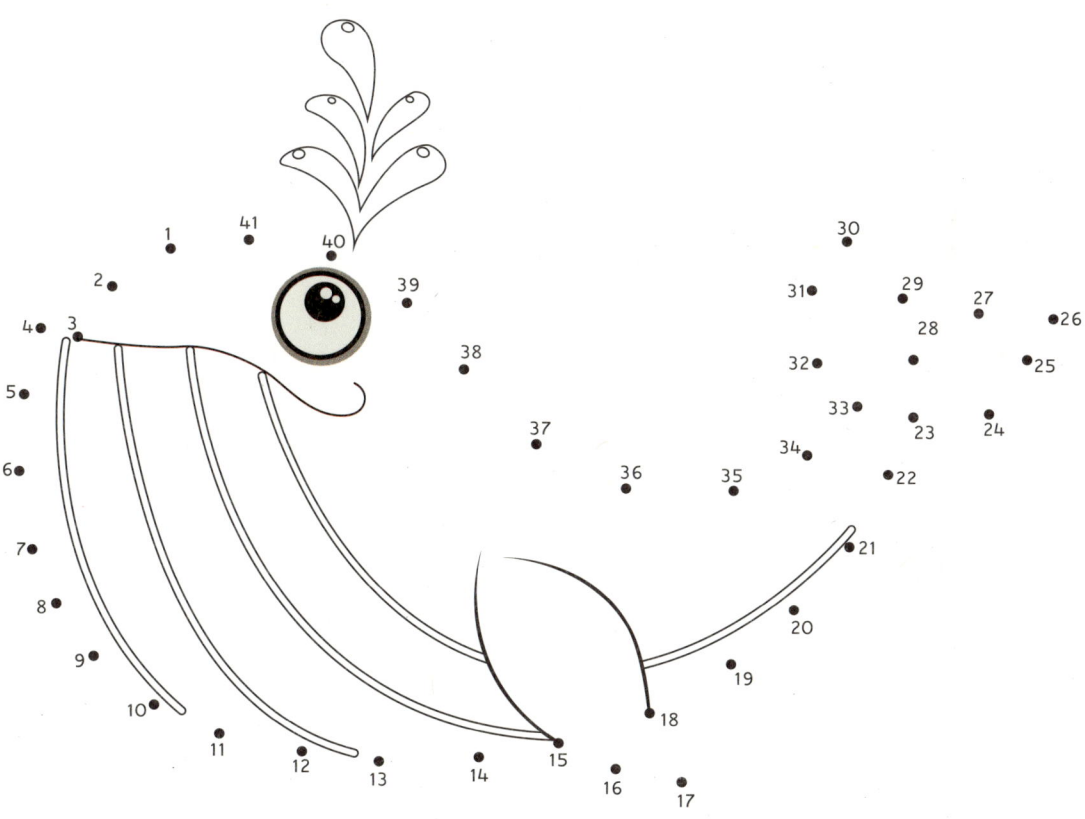

17 언어 집중력 트레이닝 **단어 거꾸로 읽기**

보기의 단어를 거꾸로 읽으면 어떤 단어가 되는지 고르세요.

난이도 ★★☆☆☆

고령화

고화령　령화고　화령고　화고령　영고화　보화령

연말정산

산정말연　연정산말　정산연말　말연산정　산정연말

비내리는호남선

선남호는내리비　호남비내리선는　선남호는리내비
선남호리내는비　내리호비는남선

18　언어 집중력 트레이닝 **같은 자음 찾기**

다음은 《데미안》에 나오는 문장입니다. 이중에서 '이응(ㅇ)'을 찾아 동그라미 하고 개수를 적어보세요.

난이도 ★★☆☆☆

나는 지식인이라고는 생각지 않는다. 나는 구도자였고 지금도 그렇지만 더 이상 별과 책에서 지혜를 찾지 않고 대신 내 안에서 피가 속삭이는 가르침에 귀를 기울이기 시작했다. 내 이야기는 만들어낸 이야기처럼 달콤하거나 잘 다듬어지지도 않았다. 내 이야기는 더 이상 자신을 거짓을 원치 않는 모든 이들의 삶처럼 어리석음과 혼돈, 광기의 맛이 난다.

19 수리 집중력 트레이닝 **암산하기**

빠르게 암산하여 다음 식을 완성해보세요.

난이도 ★★☆☆☆

- 8 + 6 - 4 - 2 + 4 = ☐
- 16 + 3 - 7 + 2 - 4 = ☐
- 2 + 9 + 3 + 4 - 8 = ☐
- 9 - 2 + 8 - 6 + 4 = ☐
- 3 + 31 - 4 - 8 + 2 = ☐
- 5 + 17 - 3 + 2 + 9 = ☐
- 26 + 4 + 13 - 8 - 9 = ☐

20 수리 집중력 트레이닝 **공식 완성하기**

빈칸에 숫자를 넣어 다음 식을 완성해보세요.

난이도 ★★★☆☆

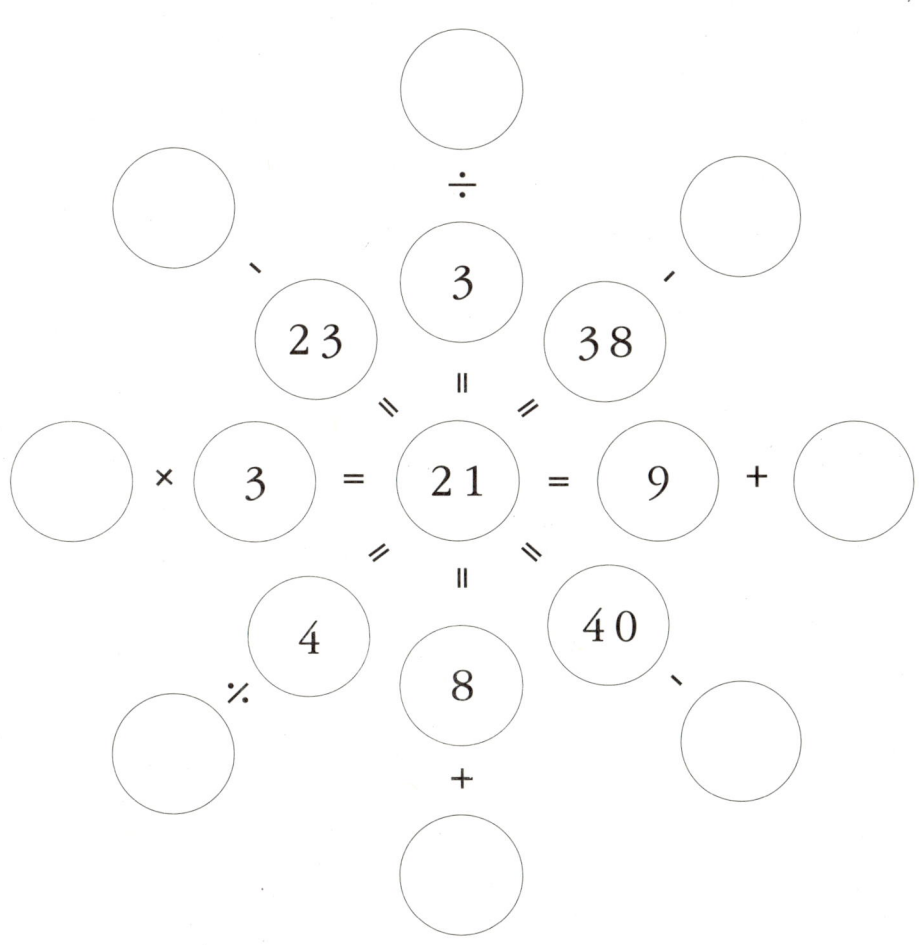

21 시각 집중력 트레이닝 **같은 그림 찾기**

깃발 모양의 성냥개비 그림을 자세히 보세요.
그런 다음 좌우 반전시킨 모습을 아래에서 찾아 각각 번호를 쓰세요.

난이도 ★★★☆☆

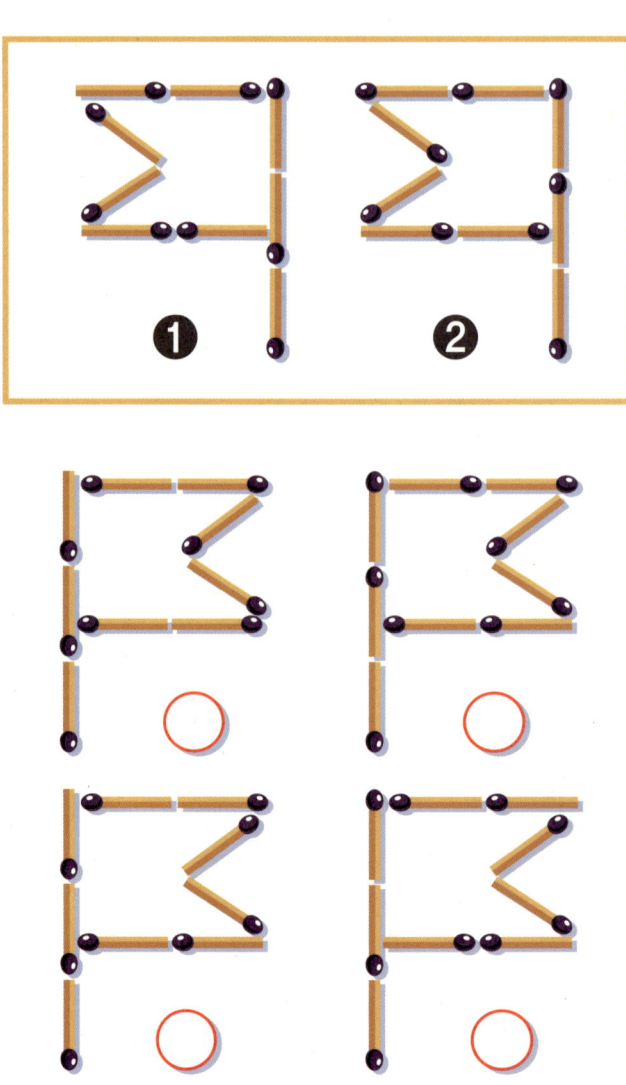

22 시각 집중력 트레이닝 다른 그림 찾기

2개의 그림을 자세히 살펴본 다음 서로 다른 5개를 찾아 오른쪽 그림에 동그라미 해보세요.

난이도 ★★★☆☆

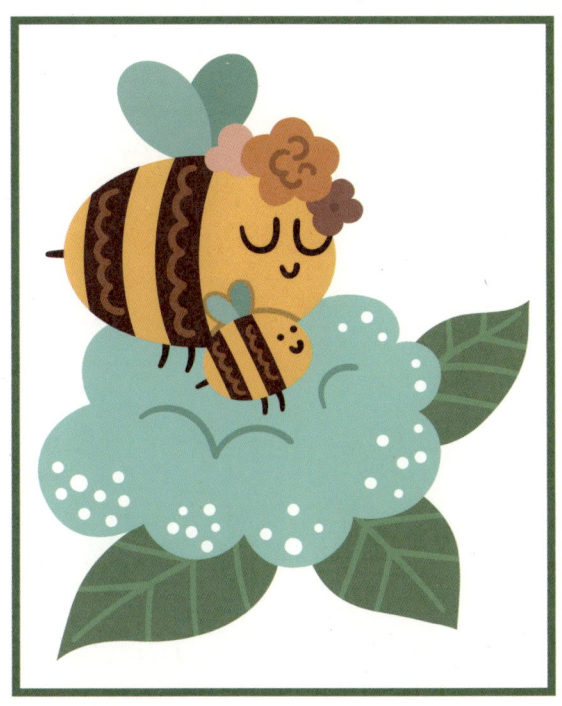
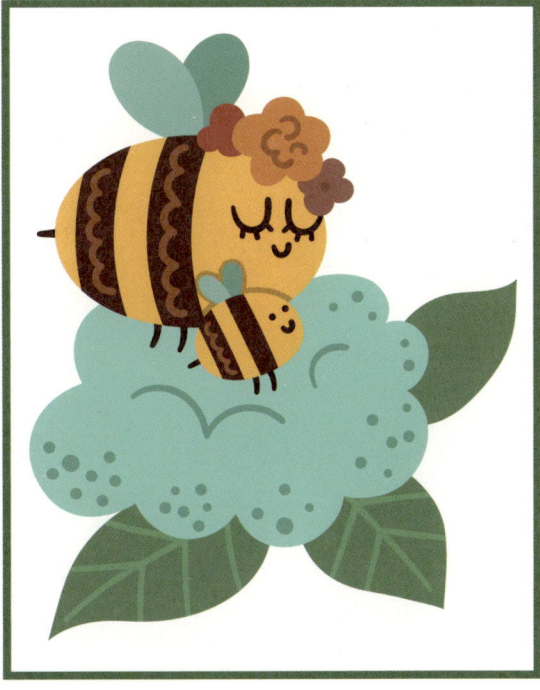

23 시각 집중력 트레이닝 숨은 그림 찾기

숲속 풍경을 보며 보기의 곤충들을 찾아 동그라미 해보세요.

난이도 ★★☆☆☆

 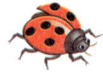 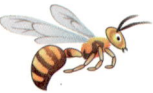 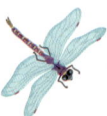

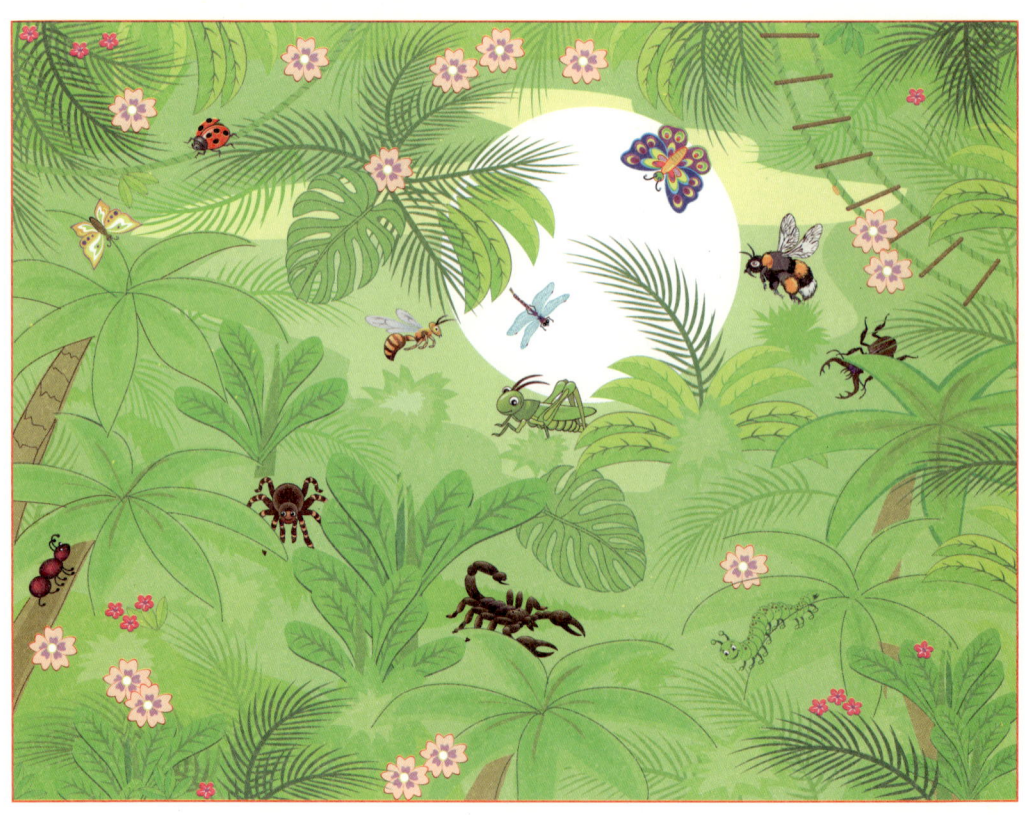

24 시각 집중력 트레이닝 퍼즐 조각 찾기

왼쪽의 수박을 완성하기 위해 어떤 조각들이 필요한지, 맞는 조각을 찾아 선으로 이어보세요.

난이도 ★★☆☆☆

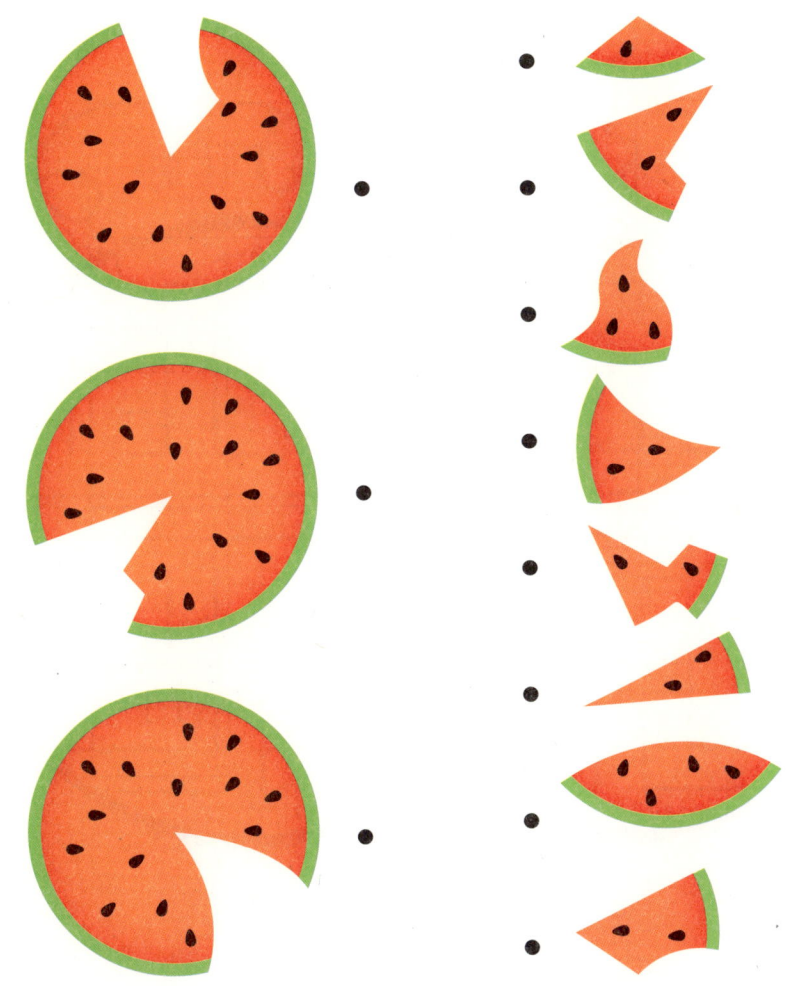

25 공간 집중력 트레이닝 미로 찾기

★에서 ▲로 가려면 미로를 통과해야 해요. 어느 길로 가야 통과할 수 있는지 선을 그어보세요.

난이도 ★★★☆☆

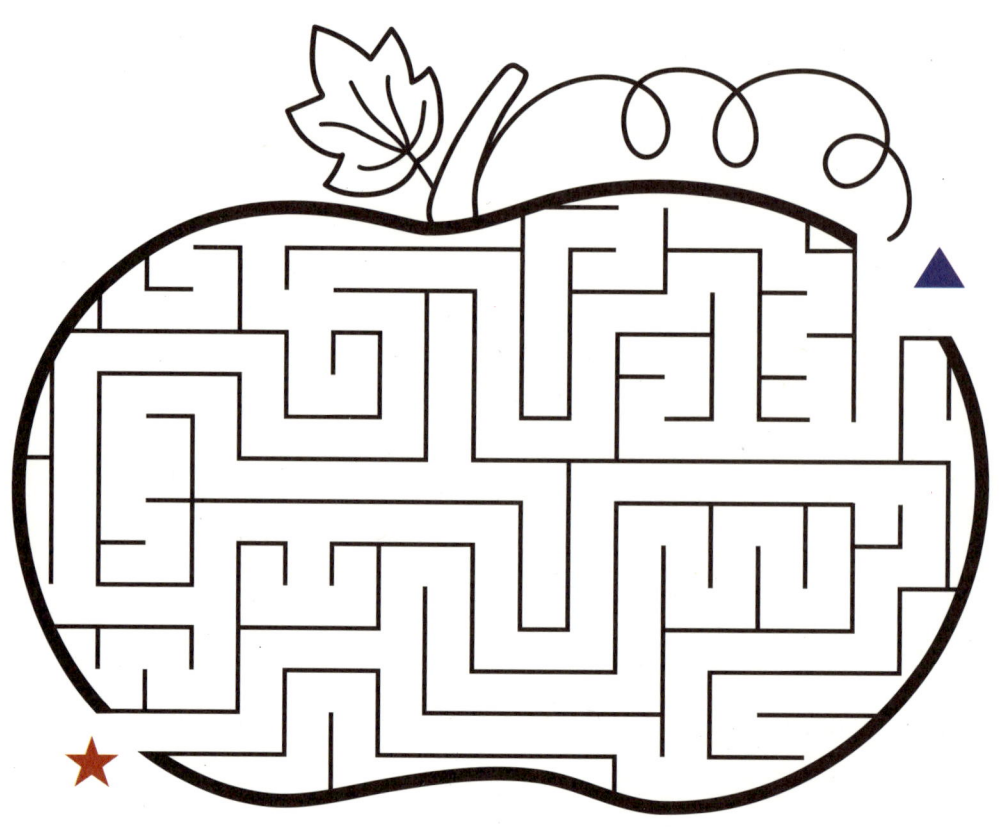

26 공간 집중력 트레이닝 선 잇기

1번부터 순서대로 선을 그어 다시 1번까지 돌아오도록 해 사자의 형태를 완성해보세요.

난이도 ★★☆☆☆

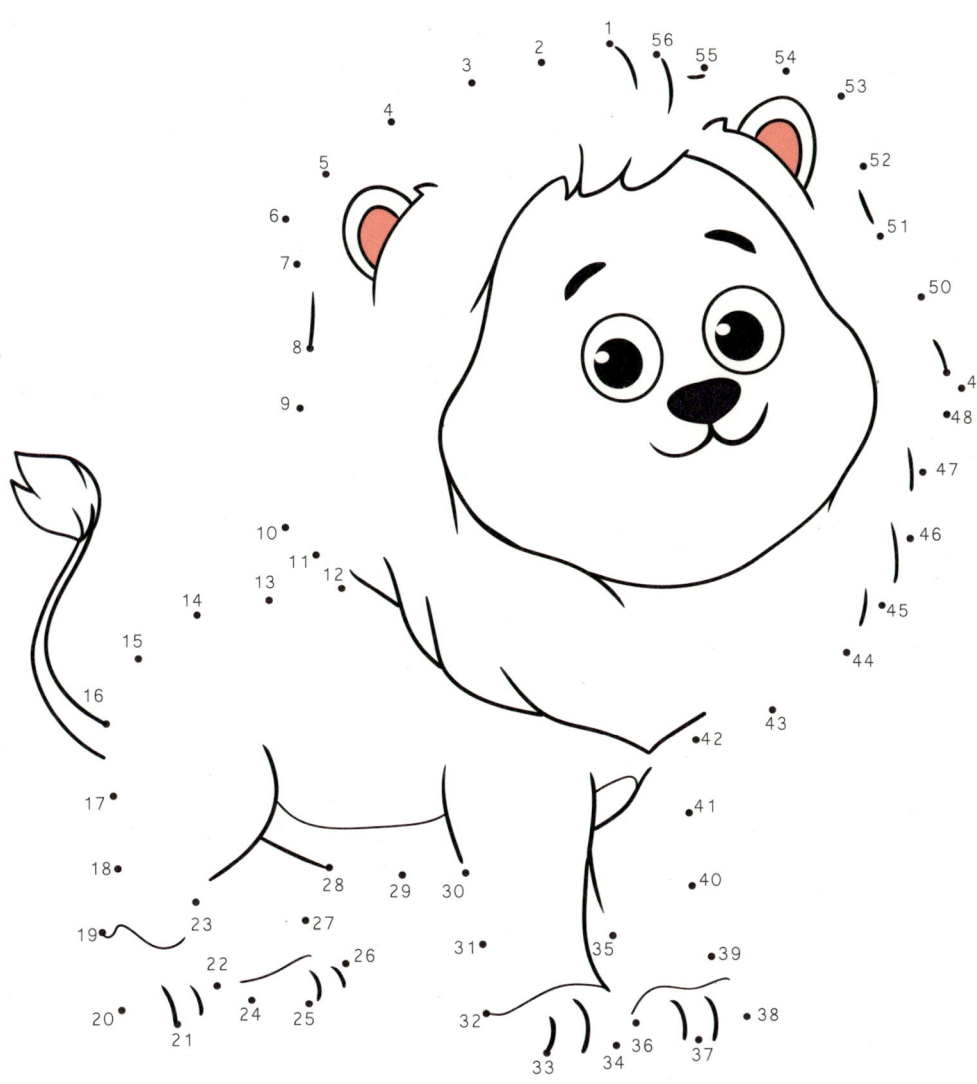

27 언어 집중력 트레이닝 **단어 거꾸로 읽기**

보기의 단어를 거꾸로 읽으면 어떤 단어가 되는지 고르세요.

난이도 ★★☆☆☆

모래시계

시계모래   래시계모   계모래시   계시래모   시래계모   모배개시

마지막승부

부승지막마   부승막지마   승부막지마   마승지막부   부승막도마

철도청

도청철   철청도   청도철   추정도   청도첩

28 언어 집중력 트레이닝 **같은 자음 찾기**

다음은 《노인과 바다》에 나오는 문장입니다. 이중에서 '비읍(ㅂ)'을 찾아 동그라미 하고 개수를 적어보세요.

난이도 ★★☆☆☆

노인은 깡마르고 야위었으며 목덜미에는 주름이 깊게 잡혀 있었다. 양쪽 뺨에는 열대 지방의 바다가 반사하는 햇볕으로 인한 양성 피부암의 갈색 반점들이 나 있었다. 갈색 반점은 얼굴 아래까지 번져 있었고 두 손에는 무거운 고기를 다루다가 새긴 상처가 깊게 파여 있었다. 어느 것 하나 새로 생긴 상처는 아니었다. 고기가 살지 않는 사막의 침식 지형만큼이나 오래된 것들이었다.

29 논리 집중력 트레이닝 암산하기

빠르게 암산하여 다음 식을 완성하세요.

난이도 ★★★☆☆

- 12 + 7 + 6 - 8 + 24 = ☐
- 31 - 8 - 5 + 9 + 17 = ☐
- 6 + 7 + 17 - 9 + 2 = ☐
- 3 + 67 - 8 - 14 + 3 = ☐
- 5 + 7 + 14 - 9 + 71 = ☐
- 7 + 6 + 15 + 41 + 9 = ☐
- 54 - 38 + 3 - 6 + 27 = ☐

30 논리 집중력 트레이닝 공식 완성하기

빈칸에 숫자를 넣어 다음 식을 완성해보세요.

난이도 ★★★★☆

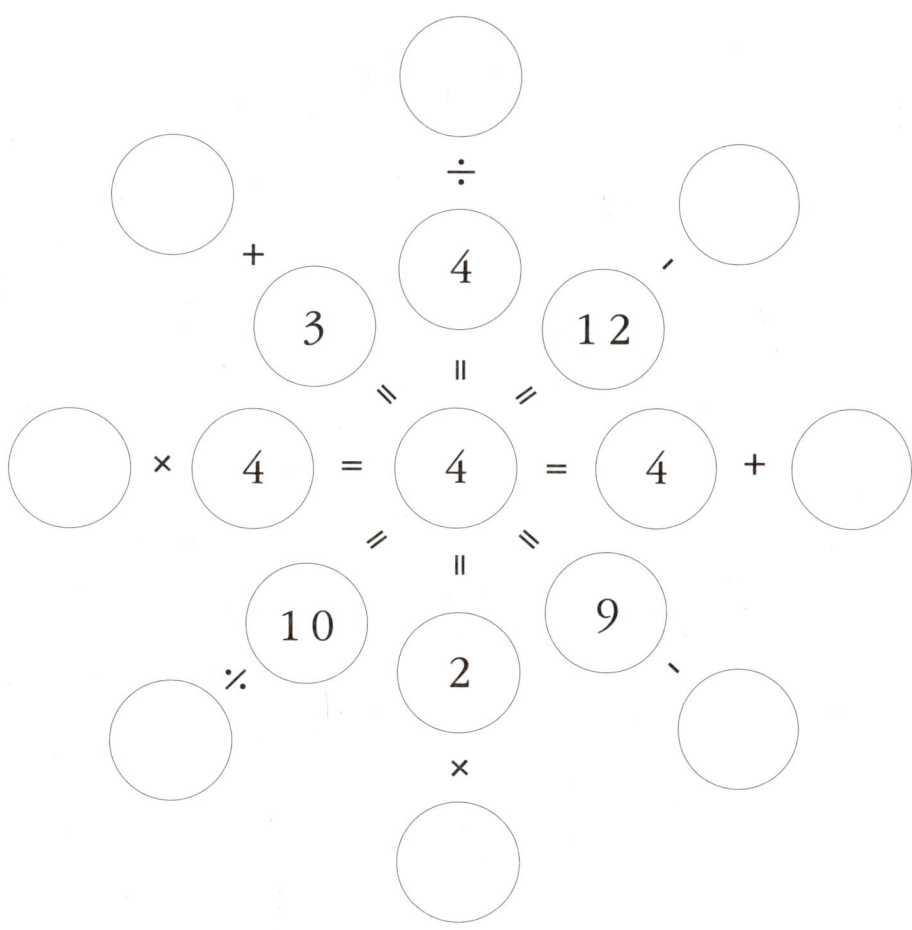

31 시각 집중력 트레이닝 같은 그림 찾기

그림을 자세히 살펴본 다음 그림과 똑같은 그림자를 아래에서 찾으세요.

난이도 ★★★☆☆

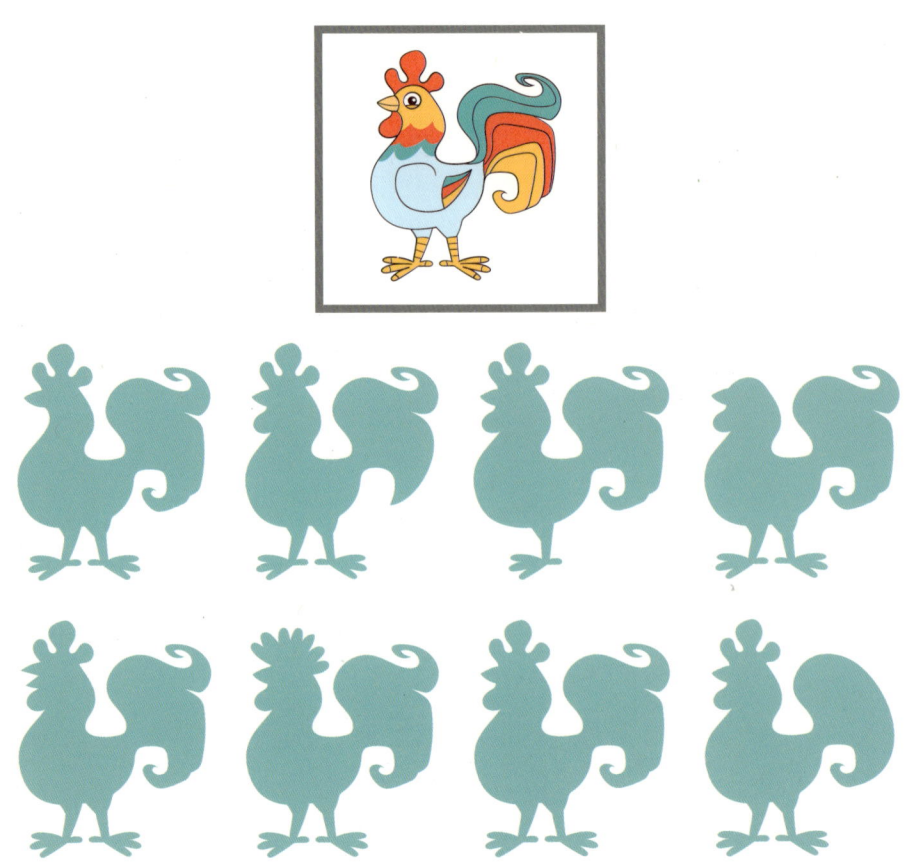

32 시각 집중력 트레이닝 다른 그림 찾기

2개의 그림을 자세히 살펴본 다음 서로 다른 10개를 찾아 오른쪽 그림에 동그라미 해보세요.

난이도 ★★★★☆

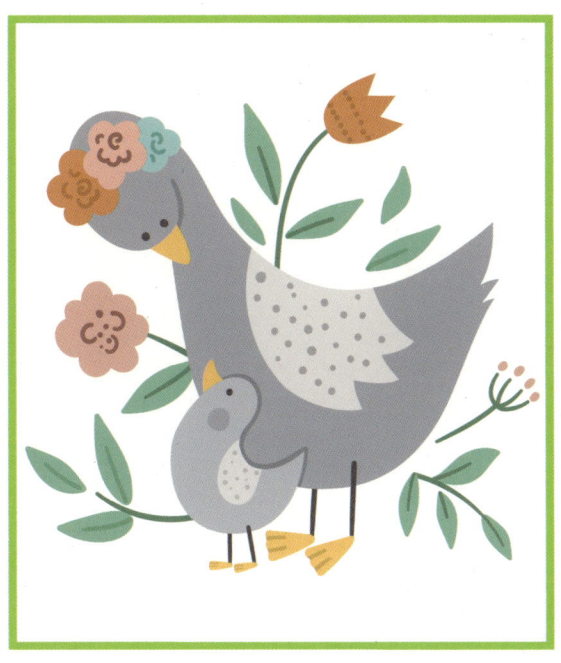 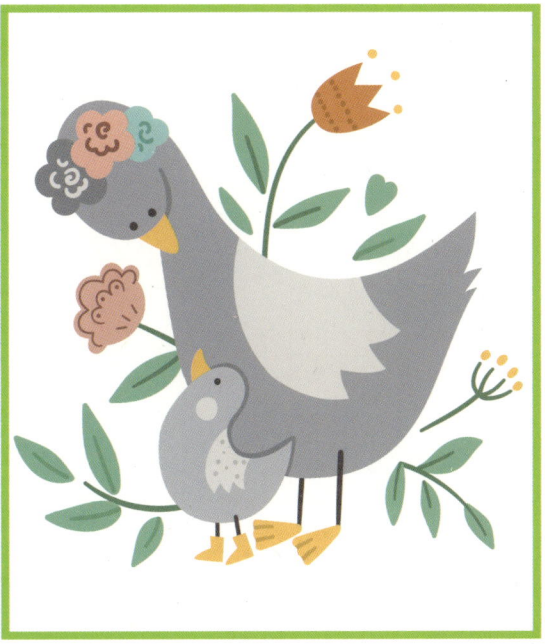

33 시각 집중력 트레이닝 숨은 그림 찾기

보기의 동물을 그림 속에서 찾아 동그라미 해보세요.

난이도 ★★★☆☆

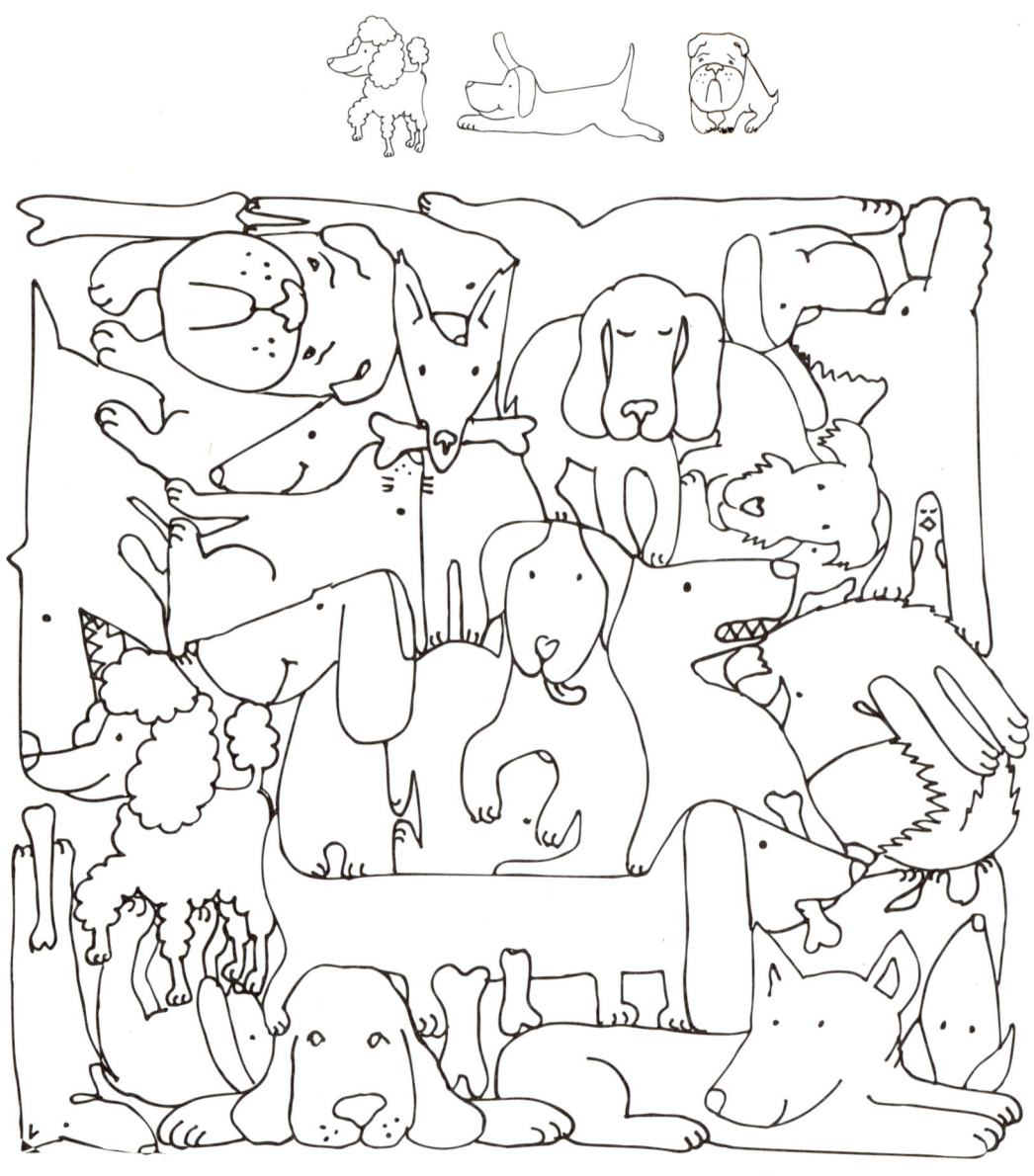

34 공간 집중력 트레이닝 퍼즐 조각 찾기

다음 도형을 완성하려면 어떤 조각이 필요한지 찾아 해당 부분에 번호를 적어넣으세요.

난이도 ★★★★☆

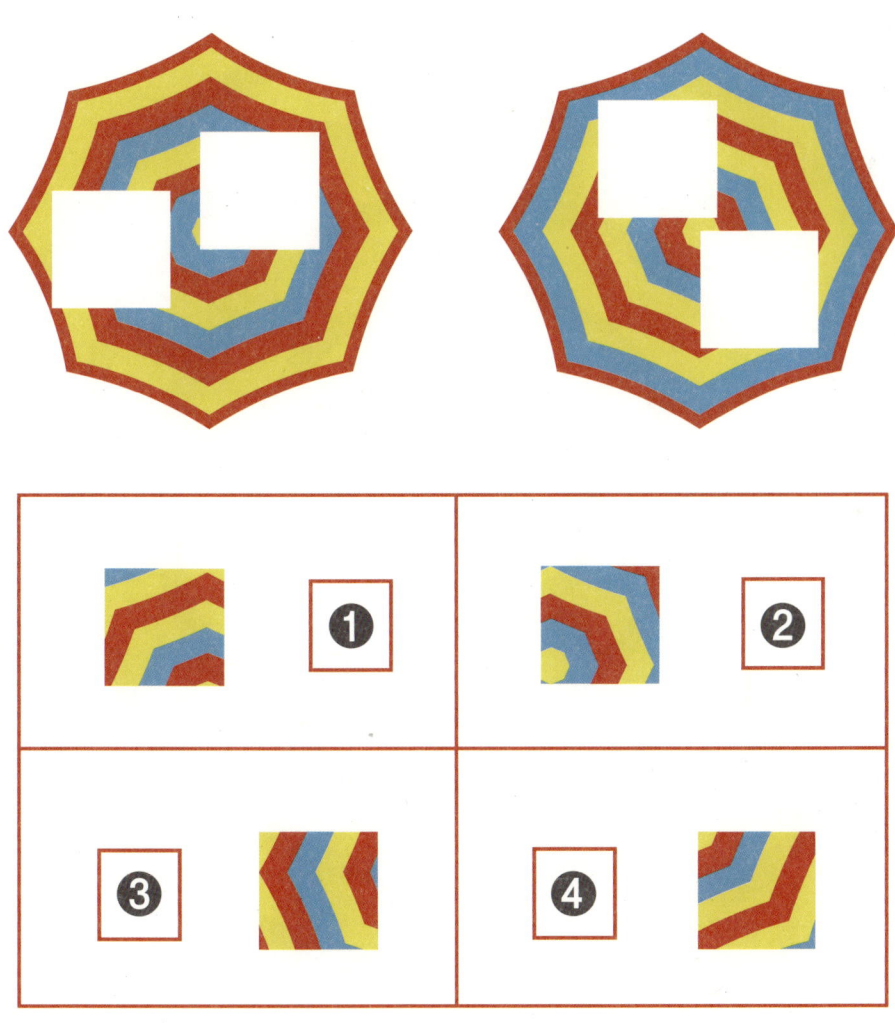

35 공간 집중력 트레이닝 미로 찾기

★에서 ▲로 가려면 미로를 통과해야 해요. 어느 길로 가야 통과할 수 있는지 선을 그어보세요.

난이도 ★☆☆☆☆

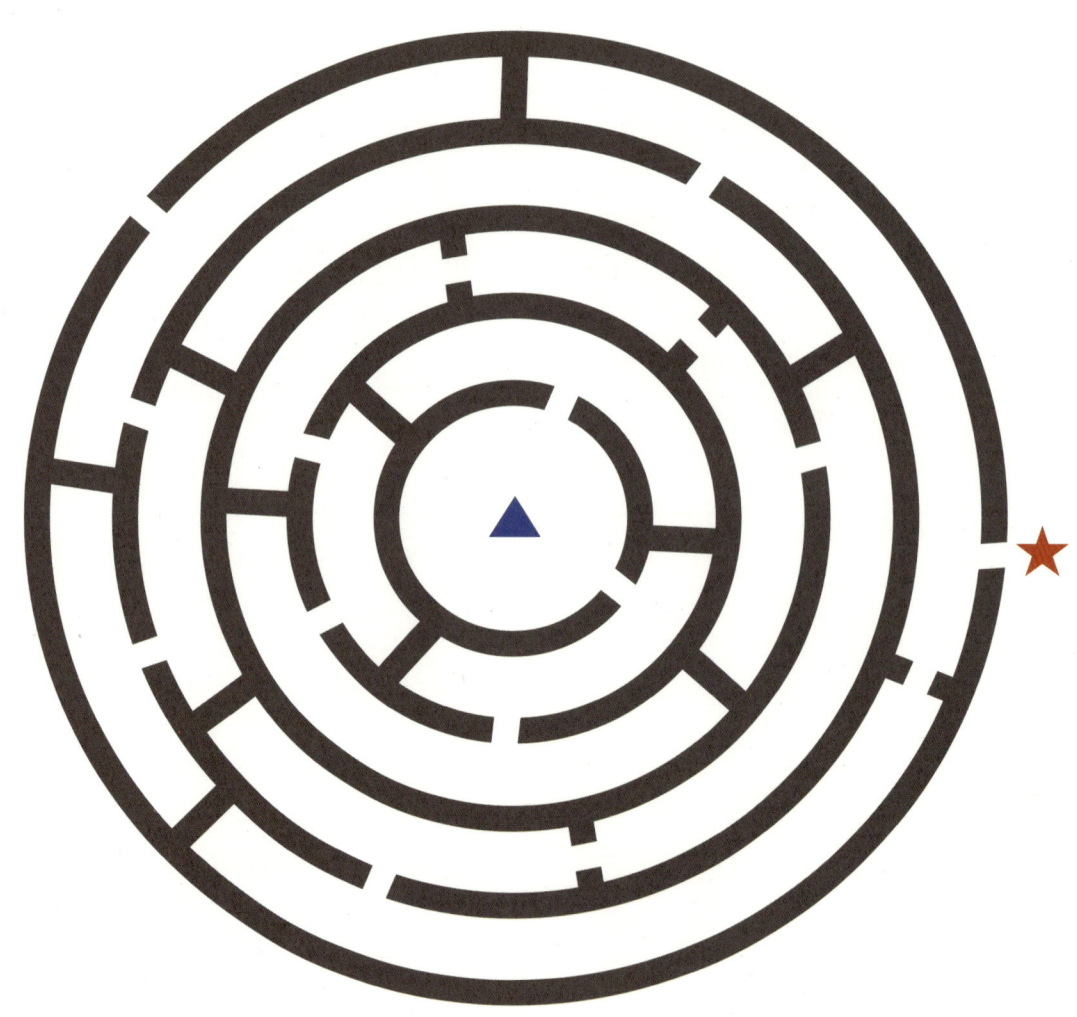

36 공간 집중력 트레이닝 **선 잇기**

물고기가 걸려 있는 낚시 바늘이 어느 낚시대와 연결되는지 선을 그어 찾아보세요.

난이도 ★★☆☆☆

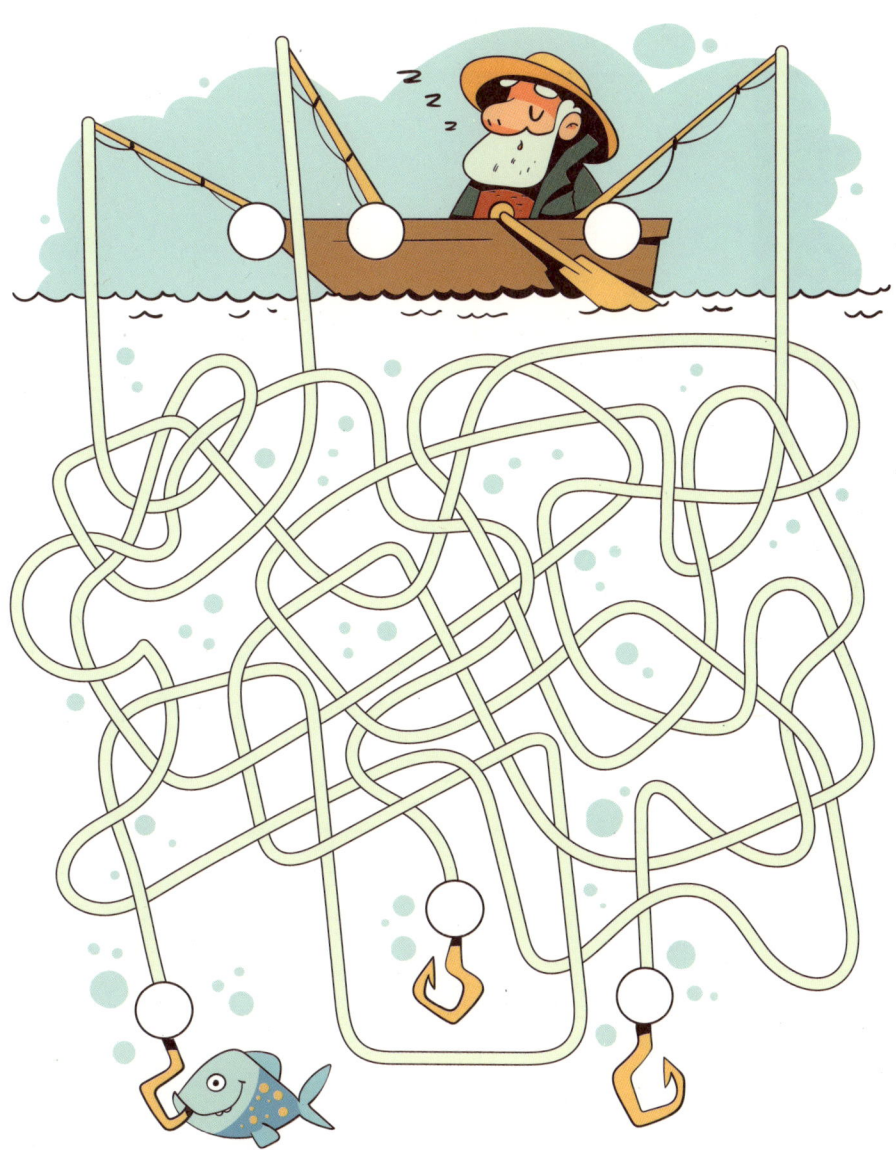

37 언어 집중력 트레이닝 **단어 거꾸로 읽기**

보기의 단어를 거꾸로 읽으면 어떤 단어가 되는지 고르세요.

난이도 ★★☆☆

테스트
스트테   트스테   스트레스   테트스   테트리스   트소타

고속도로
로도속고   도로고속   속도로고   로속고도   고속국도

파리의연인
연인과파리   인연의파리   인연의리파   리의연파인   파연인리의

38 언어 집중력 트레이닝 같은 자음 찾기

다음은 《어린 왕자》에 나오는 문장입니다. 이중에서 '피읖(ㅍ)'을 찾아 동그라미 하고 개수를 적어보세요.

난이도 ★★☆☆☆

어른들은 내게 보아뱀의 안쪽을 그린 것이든 바깥쪽을 그린 것이든 집어치우고 지리, 역사, 수학, 문법이나 열심히 공부하라고 충고했다. 그것이 내가 여섯 살 나이에 화가라는 멋진 직업을 포기한 이유였다.

나는 내 그림 1호와 2호가 성공을 거두지 못한 것 때문에 실망했다. 어른들은 스스로는 어떤 것도 이해하지 못한다. 아이들은 언제나 그런 어른들에게 설명해야 하므로 피곤하기만 하다.

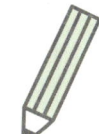

| 39 | 수리 집중력 트레이닝 **숫자 규칙 찾기** |

아래의 숫자들이 어떤 규칙으로 놓여 있는지 살펴보고 밑줄에 맞는 숫자를 적어보세요.

난이도 ★★★☆

- 2, 4, 6, 8, 10, ____

- 5, 10, 15, 20, ____

- 3, 6, 12, 24, ____

- 100, 90, 80, 70, ____

- 7, 14, 21, 28, ____

- 9, 18, 27, 36, ____

- 30, 27, 24, 21, ____

40 수리 집중력 트레이닝 **공식 완성하기**

빈칸에 숫자를 넣어 다음 식을 완성해보세요.

난이도 ★★★☆☆

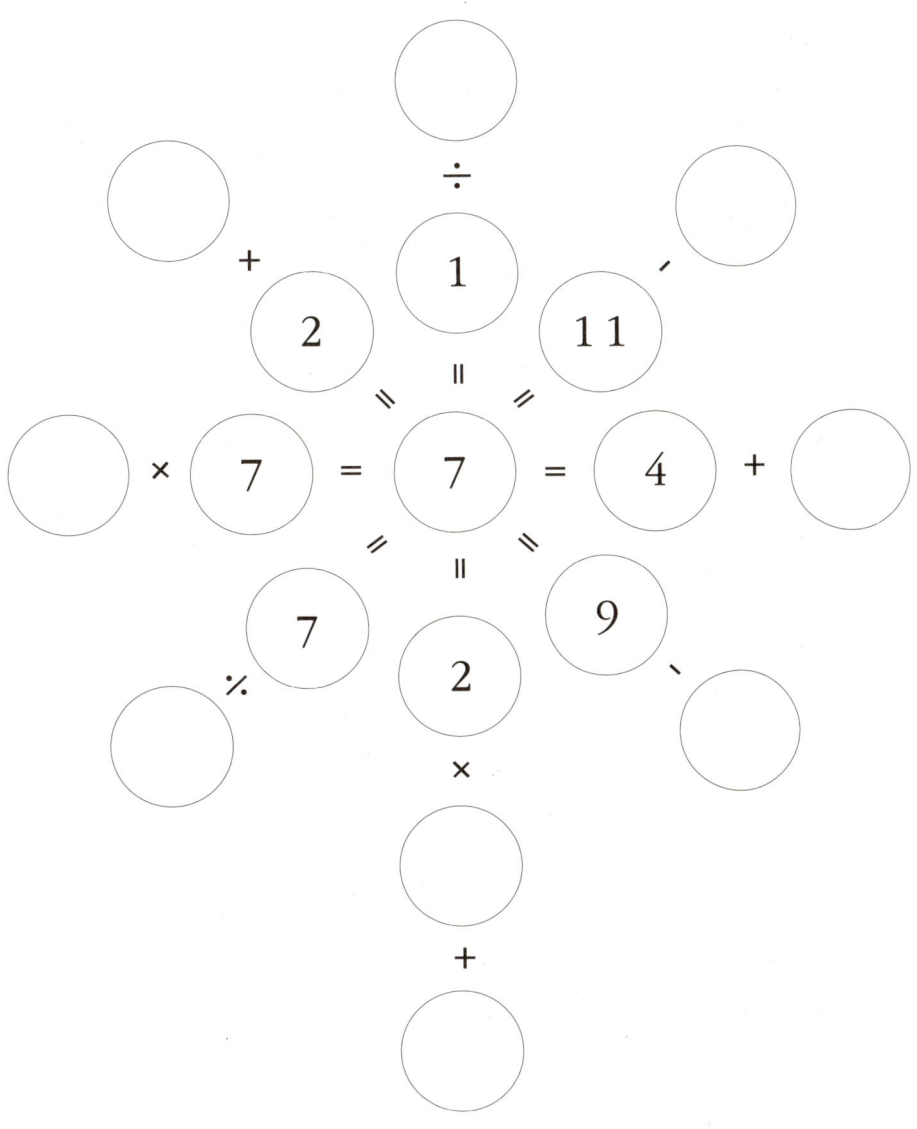

41 시각 집중력 트레이닝 **같은 그림 찾기**

4개의 블록 묶음을 자세히 보고, 아래에서 똑같은 블록 묶음을 3개 찾아 동그라미 해보세요.

난이도 ★★★☆☆

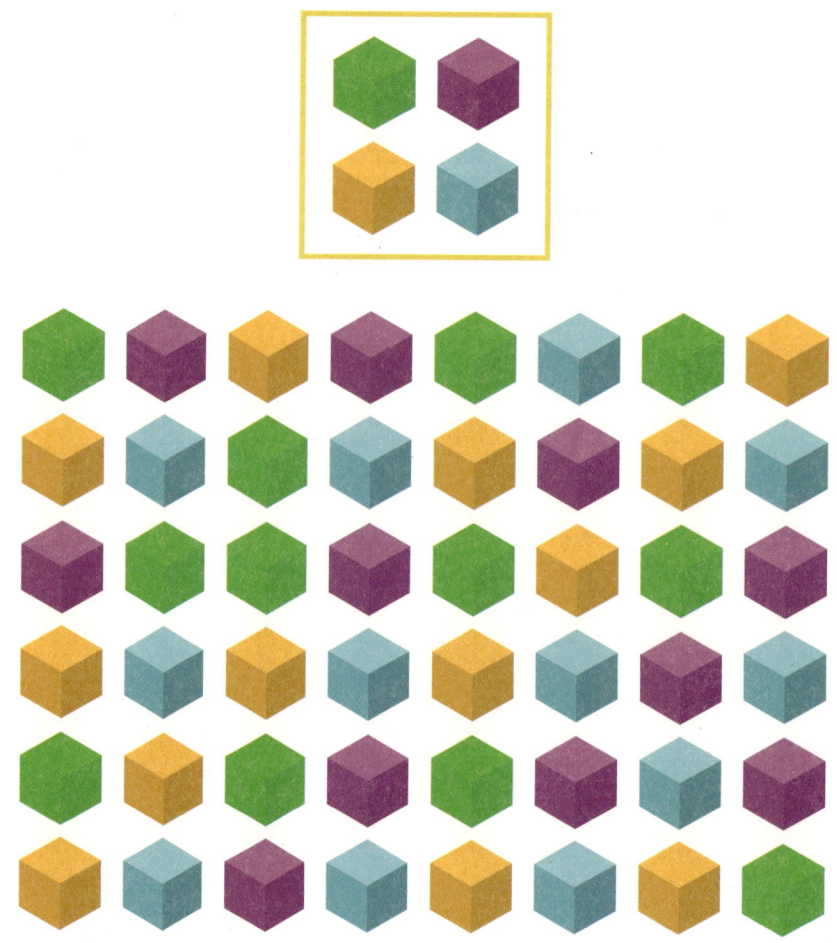

42 시각 집중력 트레이닝 다른 그림 찾기

2개의 그림을 자세히 살펴본 다음 서로 다른 10개를 찾아 오른쪽 그림에 동그라미 해보세요.

난이도 ★★★★☆

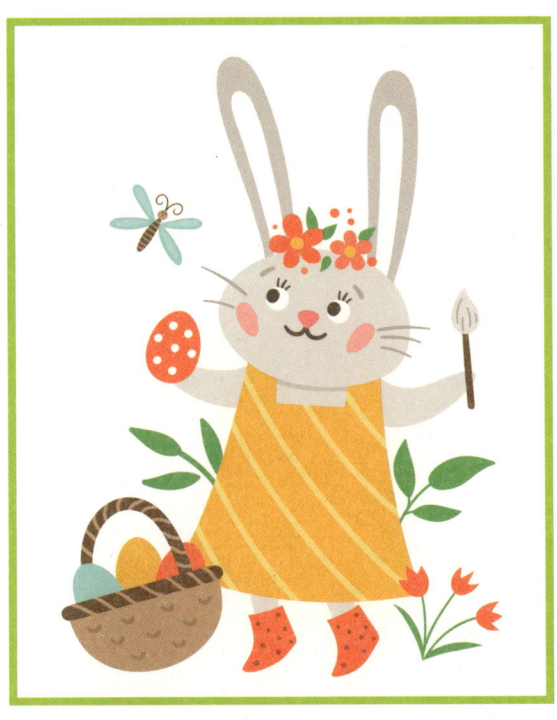
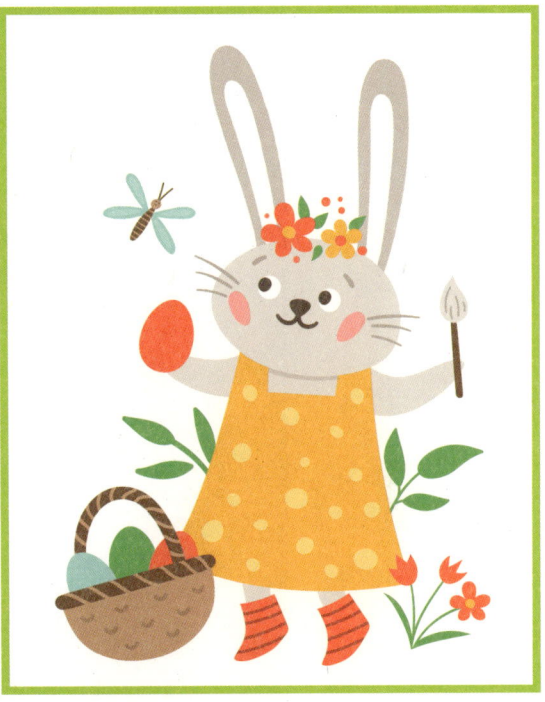

43 시각 집중력 트레이닝 숨은 그림 찾기

왼쪽의 물건을 그림에서 찾아 동그라미 해보세요.

난이도 ★★★☆☆

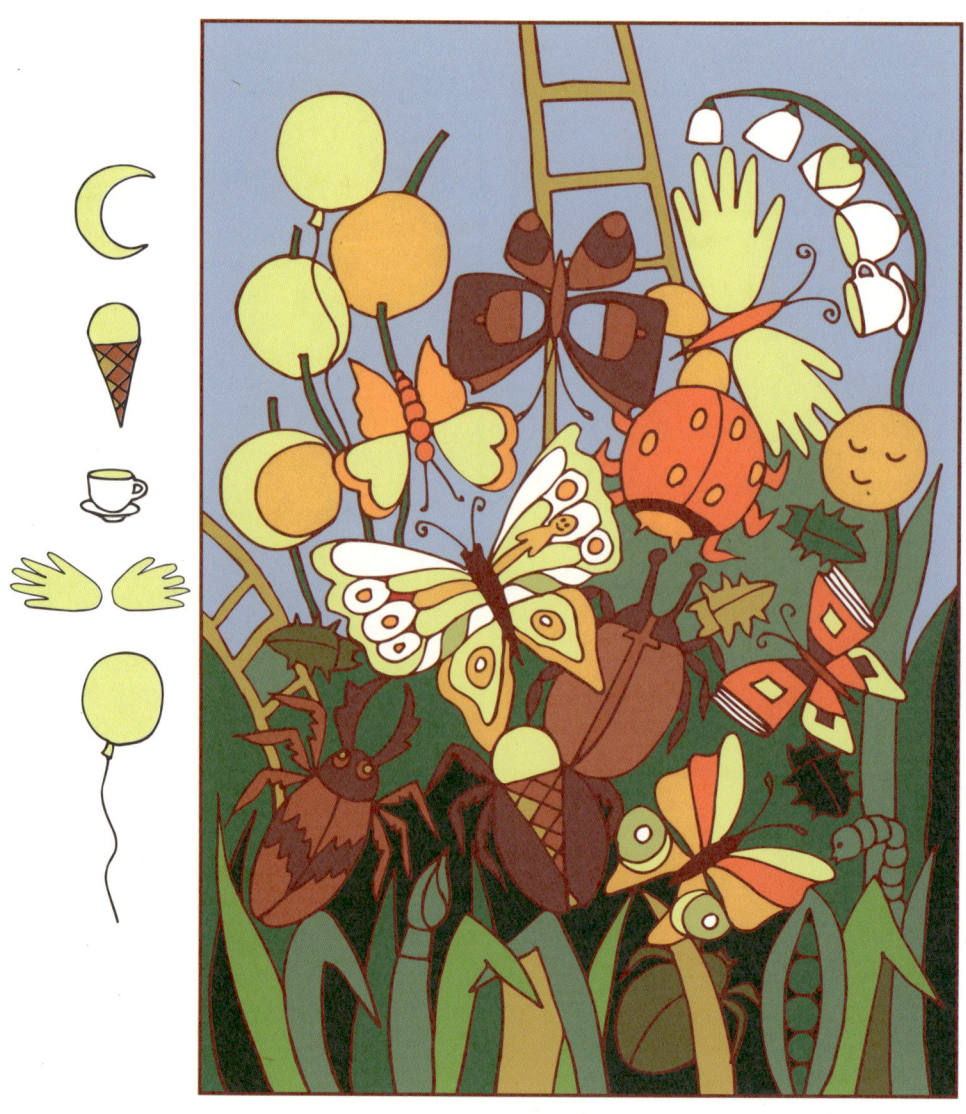

44 공간 집중력 트레이닝 퍼즐 조각 찾기

왼쪽 그림과 오른쪽 그림이 만나야 완전한 형태가 됩니다. 왼쪽 그림과 꼭 맞는 형태를 찾아 선으로 연결해보세요.

난이도 ★★☆☆☆

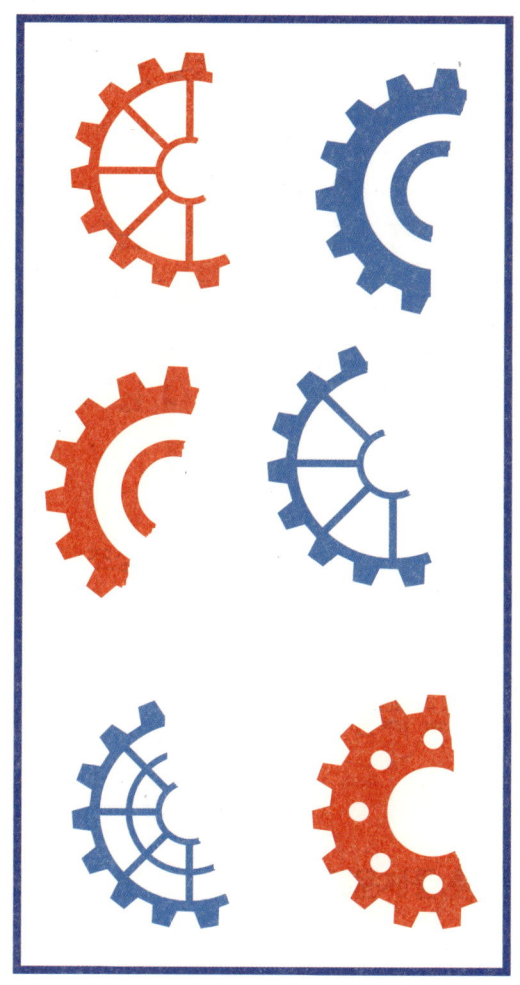
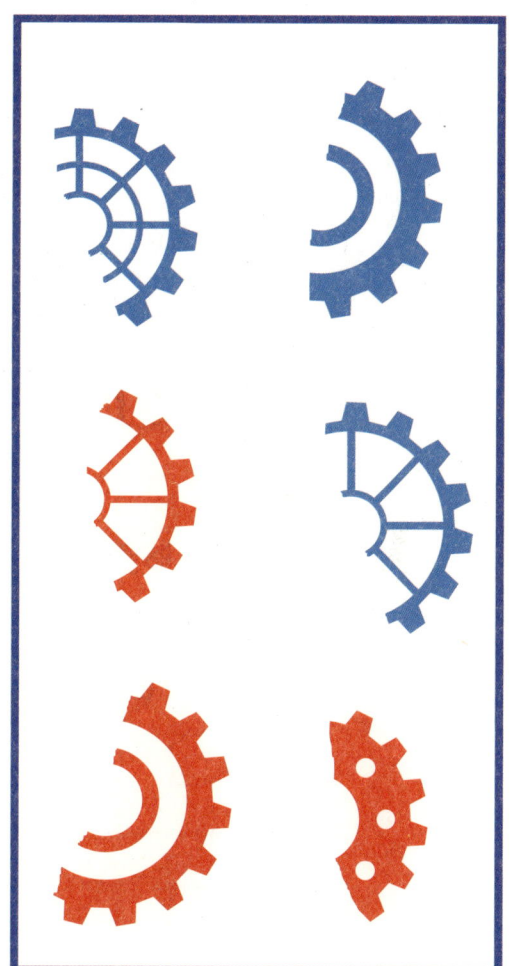

45 공간 집중력 트레이닝 미로 찾기

★에서 ▲로 가려면 미로를 통과해야 해요. 어느 길로 가야 통과할 수 있는지 선을 그어보세요.

난이도 ★★☆☆☆

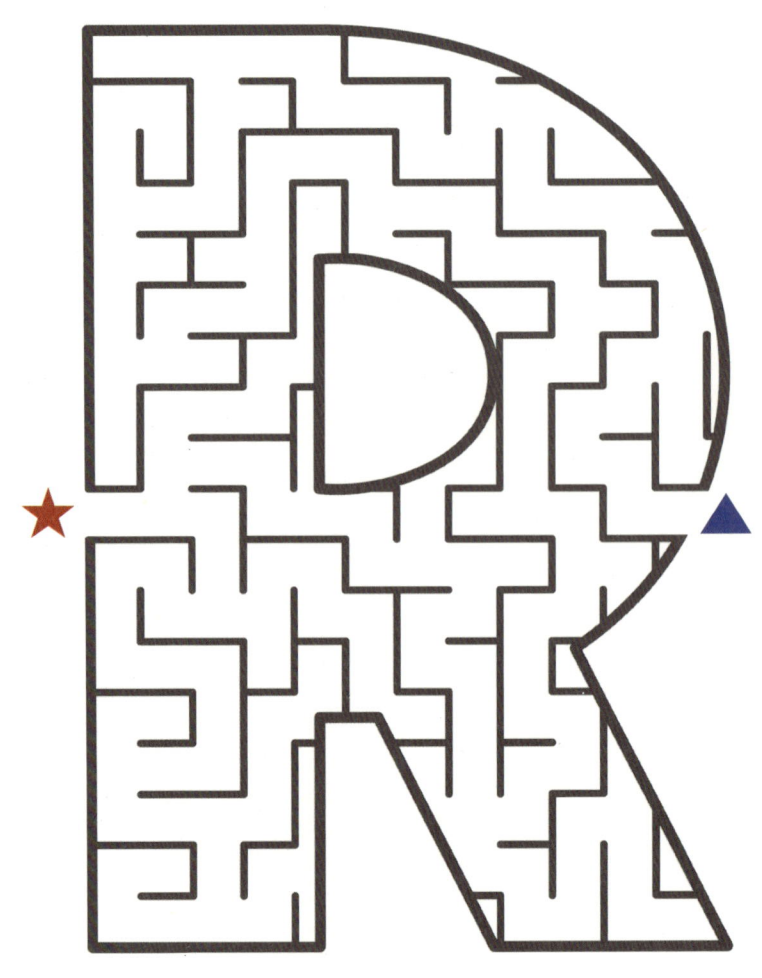

46 공간 집중력 트레이닝 **선 잇기**

1번부터 순서대로 선을 그어 다시 1번까지 돌아오도록 해 고양이의 형태를 완성하세요.

난이도 ★★☆☆☆

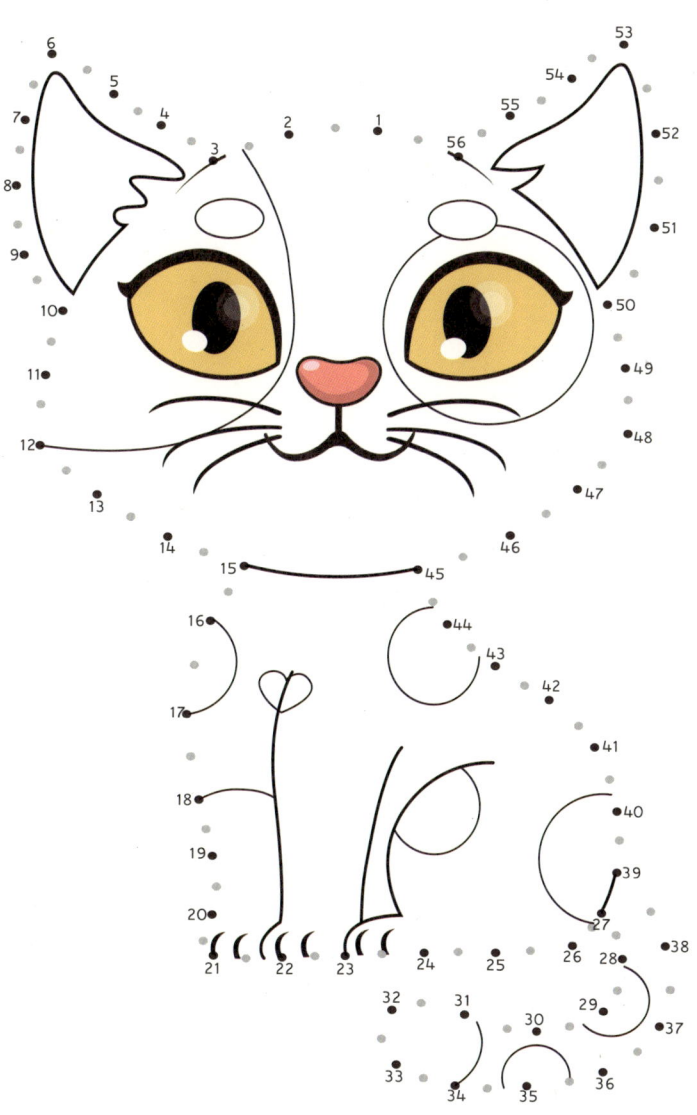

47 언어 집중력 트레이닝 **단어 거꾸로 읽기**

보기의 단어를 거꾸로 읽으면 어떤 단어가 되는지 고르세요.

난이도 ★★☆☆☆

코스닥

닥스코   스닥코   코바코   코스요리   스타코   닥코스

조삼모사

사모삼조   모삼조사   삼모사조   사모님   사무리사

새마을운동

운동새마을   마을운동회   동운을마새   동운을새마   동운마새을

48 언어 집중력 트레이닝 **같은 자음 찾기**

다음은 《이상한 나라의 앨리스》에 나오는 문장입니다. 이중에서 '지읒(ㅈ)'을 찾아 동그라미 하고 개수를 적어보세요.

난이도 ★★☆☆☆

토끼굴은 어느 정도까지는 터널처럼 곧게 이어지는가 싶더니 갑자기 아래로 쑥 꺼졌다. 너무 갑작스러워서 앨리스는 멈춰 서야겠다고 생각할 겨를도 없이 깊은 굴 속으로 떨어지고 말았다. 굴이 무척 깊어서였을까, 아니면 앨리스가 아주 천천히 떨어져서일까? 떨어져 내려가면서 앨리스는 주변을 돌아보기도 하고 다음엔 무슨 일이 생길지 궁금해 하기도 했다.

49 수리 집중력 트레이닝 **숫자 규칙 찾기**

다음에 나열된 숫자들은 일정한 규칙을 가지고 있어요. 어떤 규칙인지 잘 살펴본 후 빈칸에 알맞은 숫자를 써보세요.

난이도 ★★★★☆

- 2, 4, 8, ◯, 32, 64

- 10, 15, ◯, 25, ◯, 35, 40

- 7, 14, 28, 56, ◯, 224

- 21, 24, 28, 33, ◯, 46

- 25, 30, 37, 46, ◯, 70

- 11, 15, 23, ◯, 51, 71

50 수리 집중력 트레이닝 **스도쿠 게임**

스도쿠 게임은 가로, 세로로 이루어진 정사각형의 가로줄과 세로줄에 숫자를 겹치지 않게 한 번씩 써서 채워넣는 게임이에요. 따라서 같은 열과 행에는 같은 숫자가 들어가지 못해요. 숫자는 1에서 4까지의 수 중에서 선택해야 합니다.

난이도 ★★★☆☆

	2		3
2			1
1	4		2
	1	2	

51 시각 집중력 트레이닝 같은 그림 찾기

왼쪽 그림을 자세히 보고, 같은 그림을 오른쪽에서 찾아 선으로 연결하세요.

난이도 ★★☆☆☆

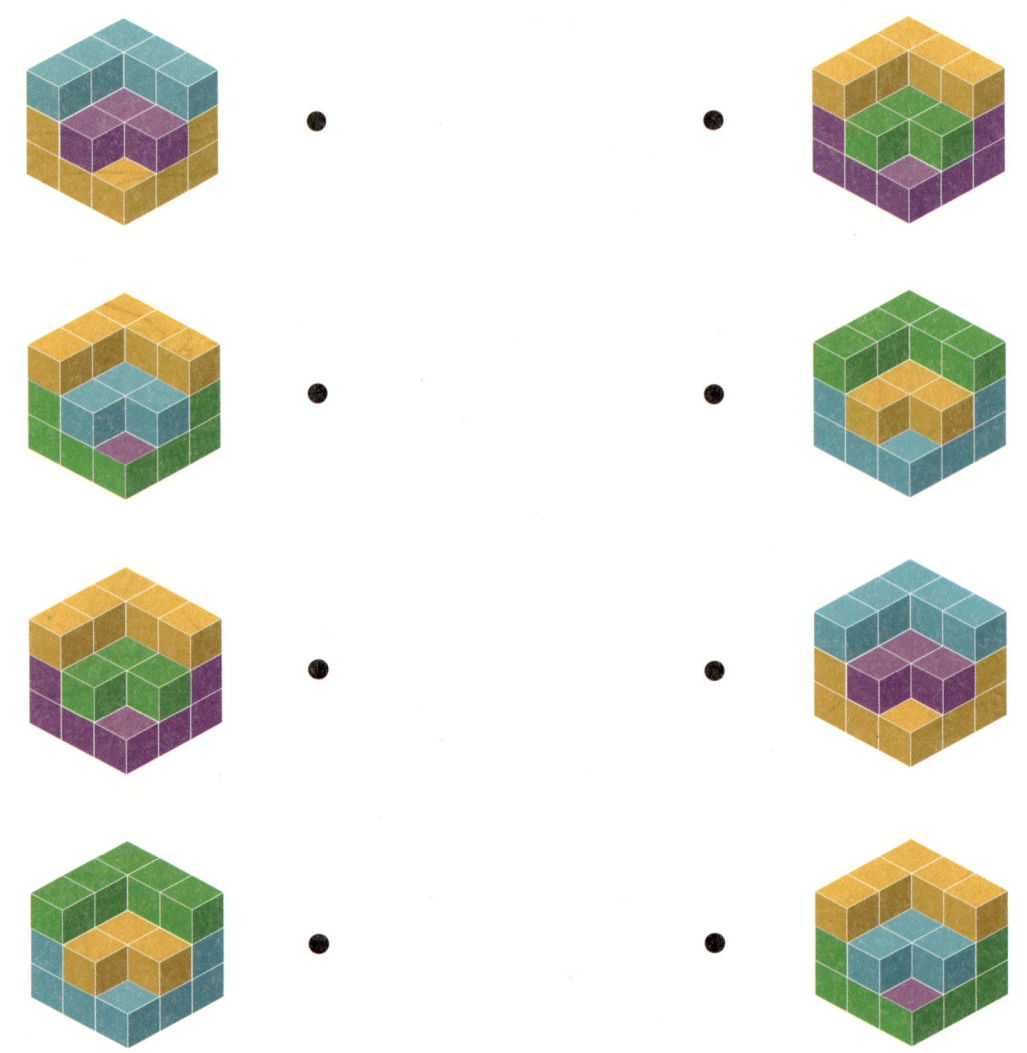

52 시각 집중력 트레이닝 **다른 그림 찾기**

2개의 그림을 자세히 살펴본 다음 서로 다른 5개를 찾아 오른쪽 그림에
동그라미 해보세요.

난이도 ★★☆☆☆

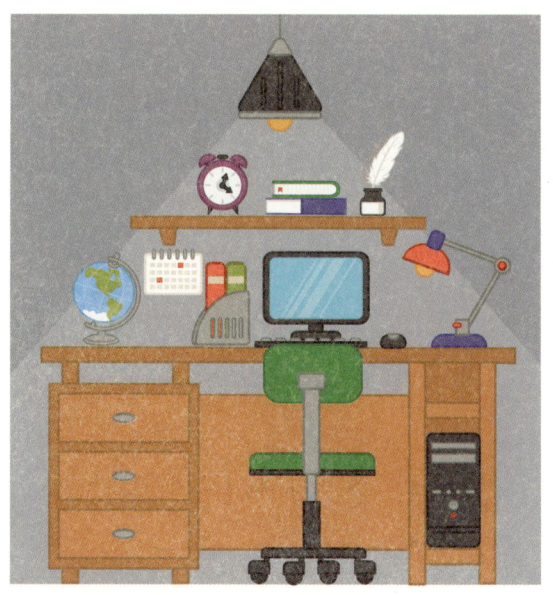
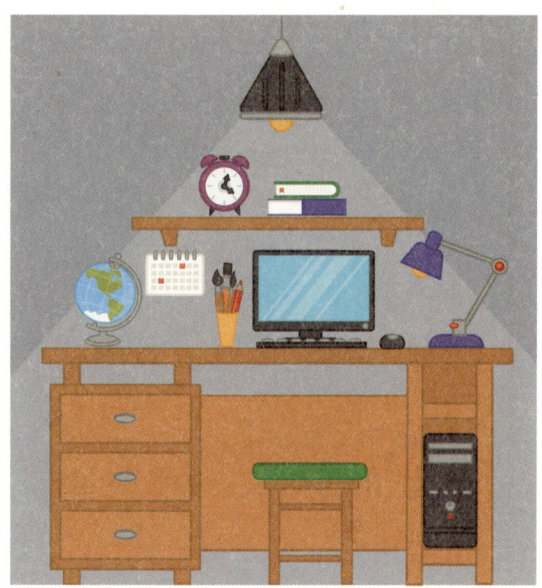

53 시각 집중력 트레이닝 숨은 그림 찾기

다음 그림을 보고 우산이 몇 개 숨어 있는지 개수를 적어보세요.

난이도 ★★★☆☆

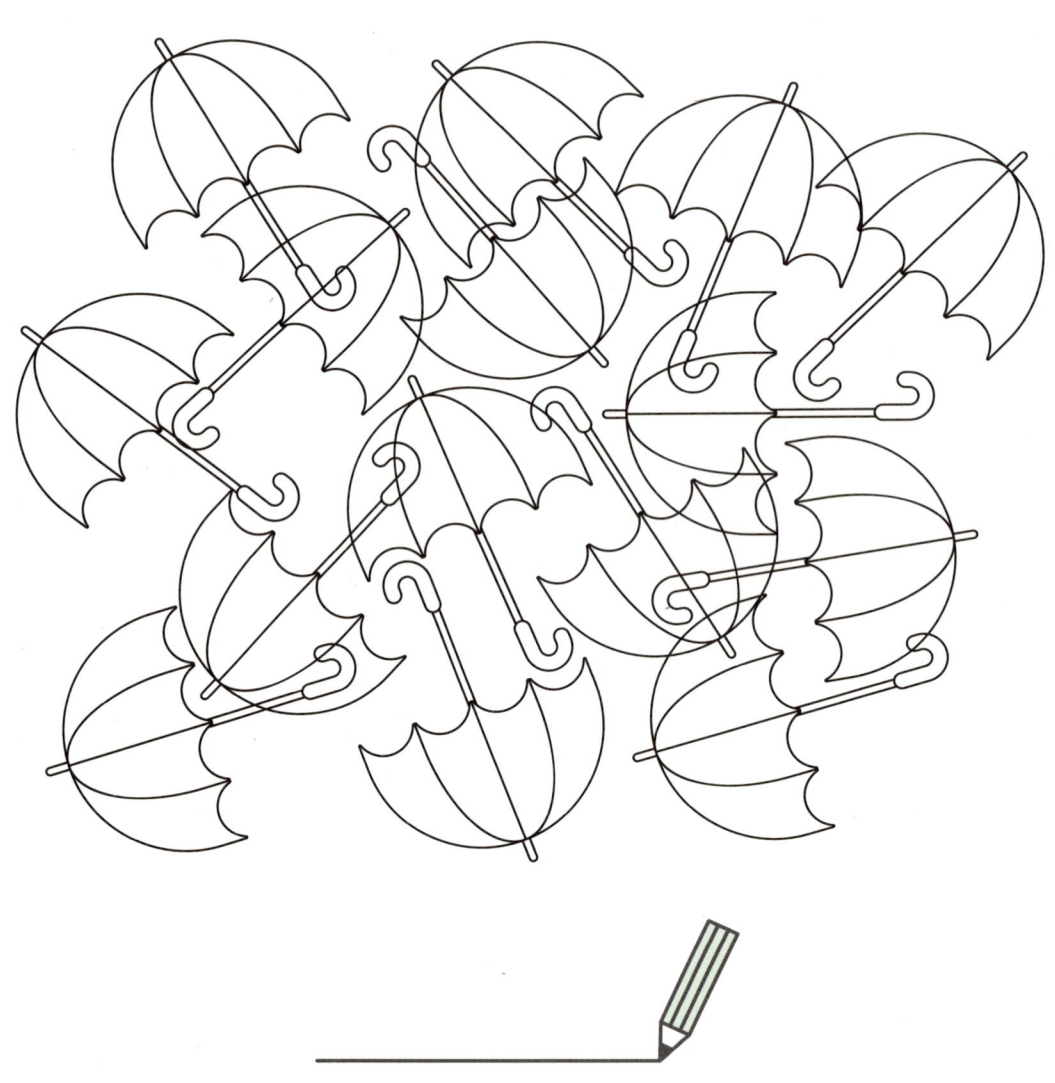

54 공간 집중력 트레이닝 퍼즐 조각 찾기

각각의 연필과 맞는 부분을 찾아 선으로 연결하세요.

난이도 ★★★★☆

55 공간 집중력 트레이닝 **미로 찾기**

★에서 ▲로 가려면 미로를 통과해야 해요. 어느 길로 가야 통과할 수 있는지 선을 그어보세요.

난이도 ★★☆☆☆

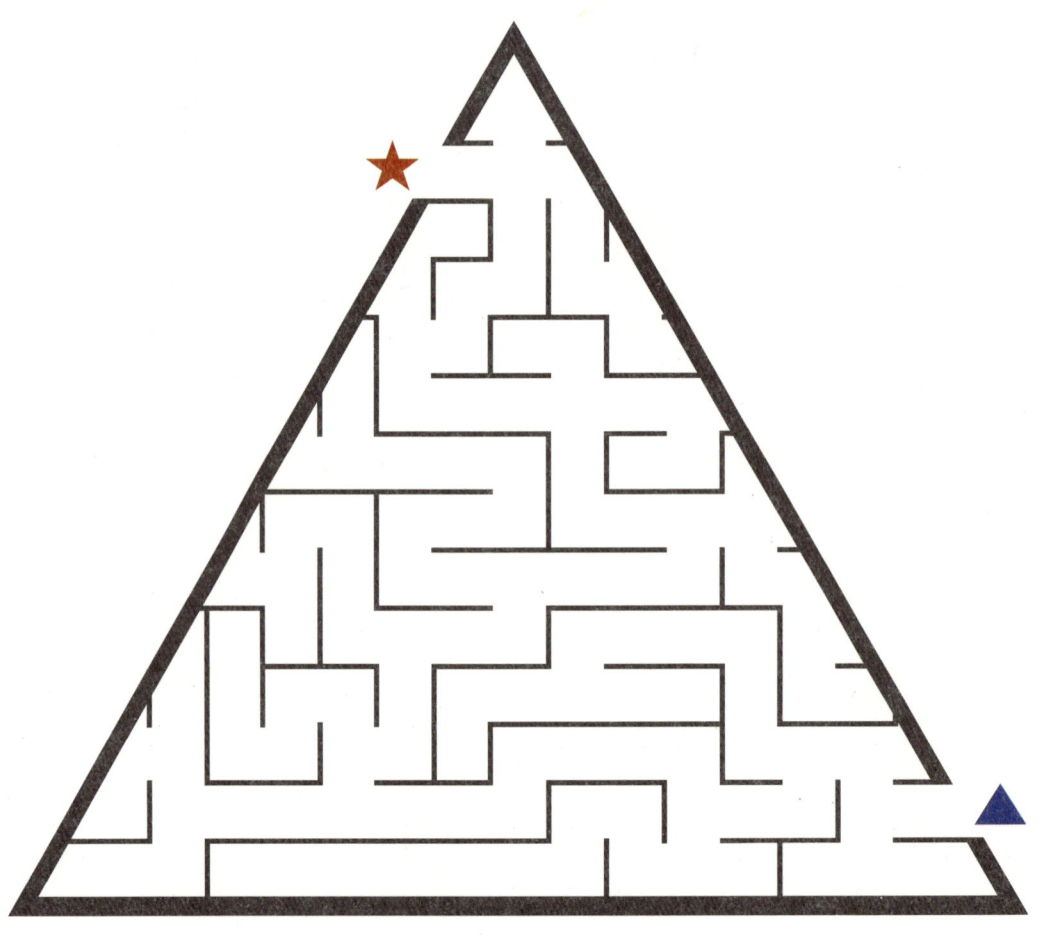

56 공간 집중력 트레이닝 **선 잇기**

왼쪽과 똑같은 형태가 되도록 오른쪽에 선을 그어 완성하세요.

난이도 ★★☆☆☆

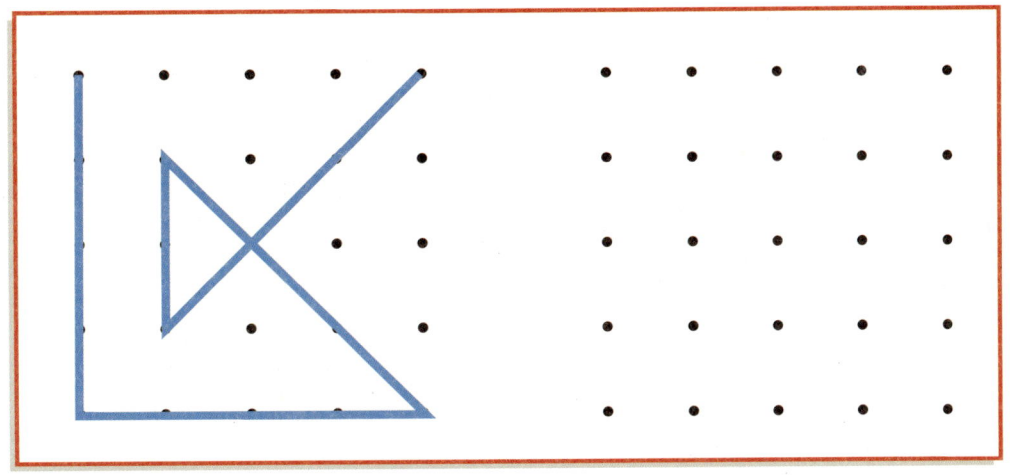

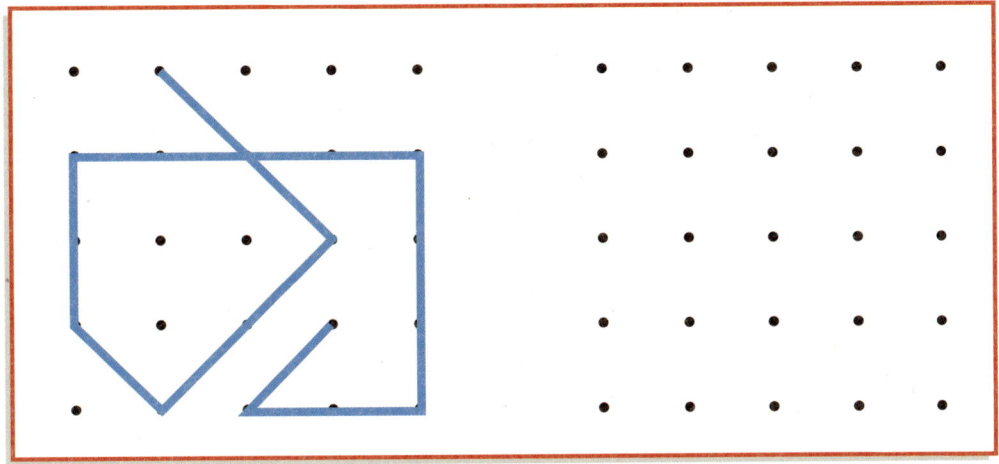

57 언어 집중력 트레이닝 **반대말 찾기**

다음의 단어들 중에 '부지런한, 정직, 조용한, 낭비, 용감한'과 반대말이 되는 단어를 찾아 서로 동그라미 해보세요.

난이도 ★★☆☆☆

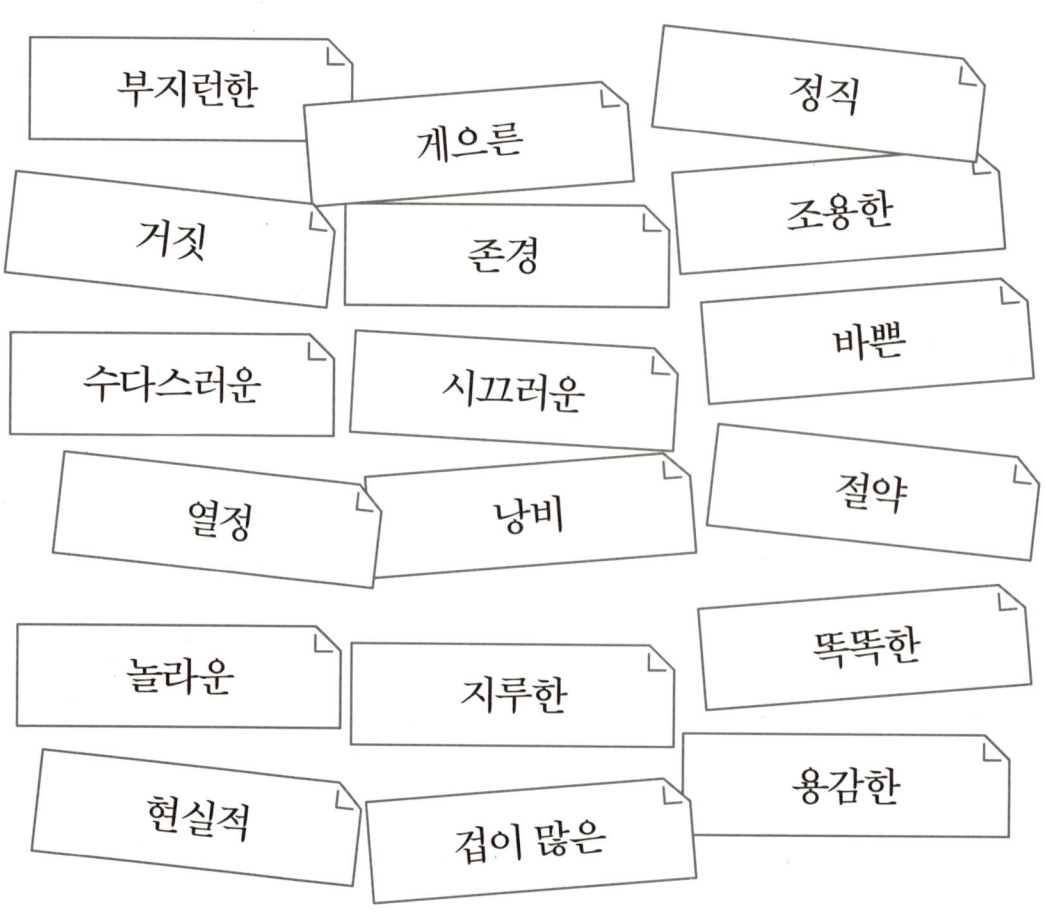

58 언어 집중력 트레이닝 초성 단어 찾기

다음은 《톰 소여의 모험》에 나오는 문장입니다. 보기의 힌트를 보면서 괄호 안에 들어갈 말을 초성으로 찾아 적어보세요.

난이도 ★★★☆☆

그날 오후 톰은 (ㅎㄱ)를 빼먹고 신나게 놀았다. 그러다 집에 늦게 돌아오는 바람에 흑인 소년 짐을 도와 내일 쓸 장작과 저녁을 지을 (ㅂㅆㅅㄱ)를 만드는 일을 별로 도와주지 못했다. 하지만 적어도 톰에겐 이미 4분의 3 정도 일을 끝마친 그에게 그날 있었던 신나는 (ㅁㅎ)을 들려줄 시간은 충분히 있었다.

◆ 힌트

- 학생에게 교육을 시키는 기관
- 불을 지필 때 쉽게 옮겨붙게 하기 위해 먼저 태우는 물건
- 위험을 무릅쓰고 하는 일

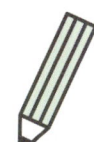

59 수리 집중력 트레이닝 **숫자 규칙 찾기**

아래의 숫자들이 어떤 규칙으로 놓여 있는지 살펴보고 밑줄에 알맞은 숫자를 적어보세요.

난이도 ★★★★☆

📍 9, 18, 27, 36, ____

📍 17, 34, 51, 68, ____

📍 50, 49, 47, 44, ____

📍 33, 28, 24, 21, ____

📍 2, 5, 10, 17, ____

📍 30, 28, 25, 21, ____

📍 90, 89, 87, 84, ____

60 수리 집중력 트레이닝 스도쿠 게임

스도쿠 게임을 해보세요. 같은 열과 행에는 같은 숫자가 들어가지 못해요. 숫자는 1에서 4까지의 수에서 선택하세요.

난이도 ★★★☆☆

	2		4
2			1
1	4		2
	1	2	

61 시각 집중력 트레이닝 같은 그림 찾기

왼쪽 그림을 자세히 보고, 같은 그림을 오른쪽에서 찾아 선으로 연결하세요.

난이도 ★★☆☆☆

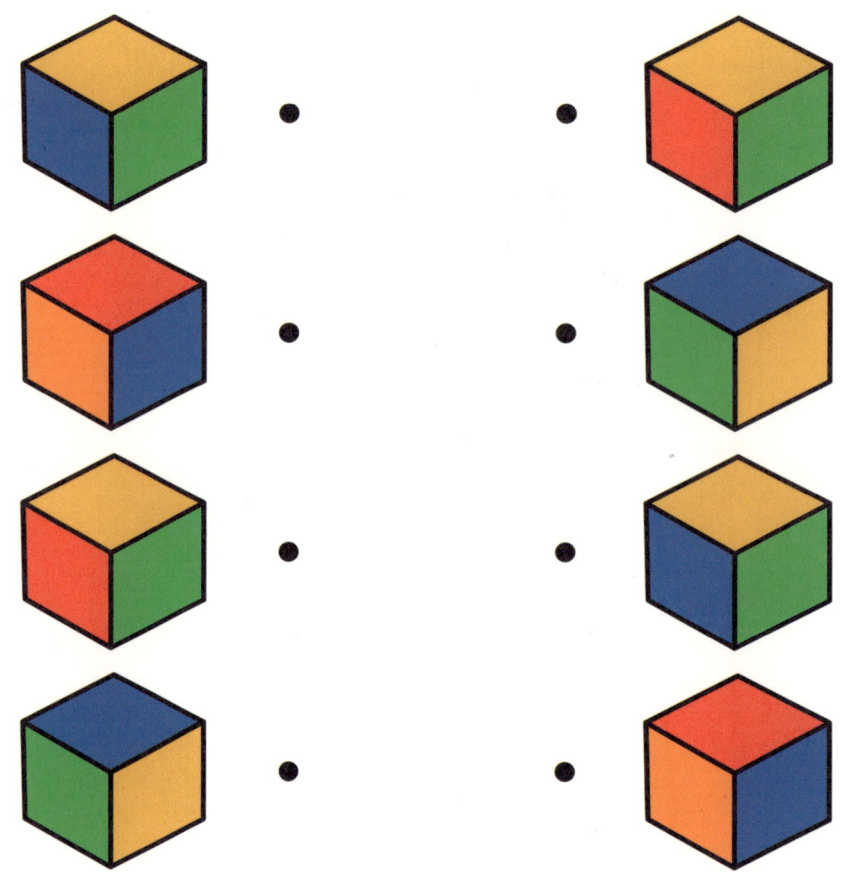

62　시각 집중력 트레이닝 **다른 그림 찾기**

2개의 그림을 자세히 살펴본 다음 서로 다른 11개를 찾아 아래쪽 그림에 동그라미 해보세요.

난이도 ★★★★☆

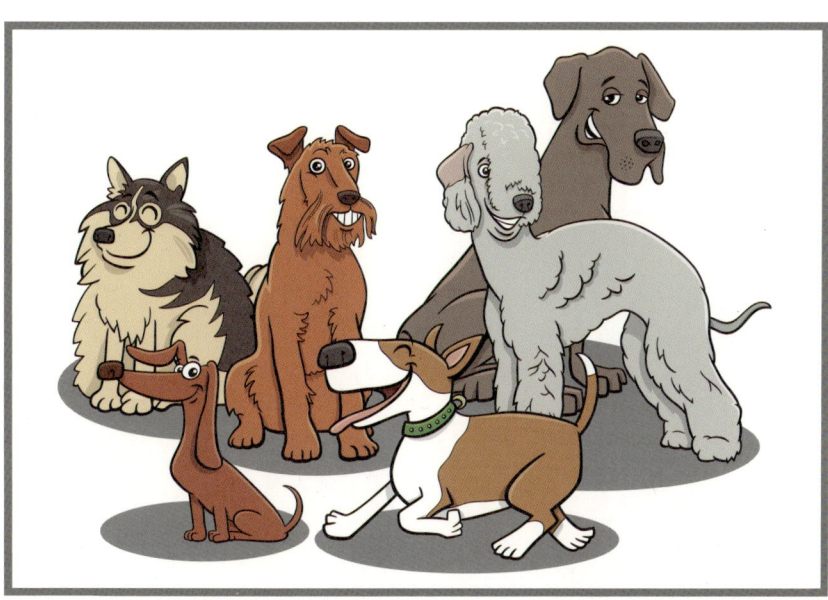

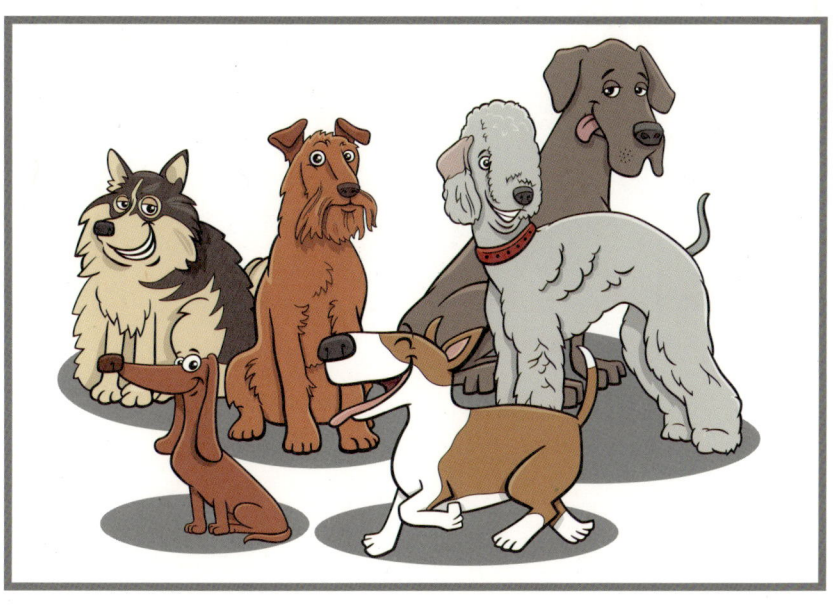

63 시각 집중력 트레이닝 숨은 그림 찾기

그림을 자세히 본 다음 보기의 그림을 찾아 동그라미 해보세요.

난이도 ★★☆☆☆

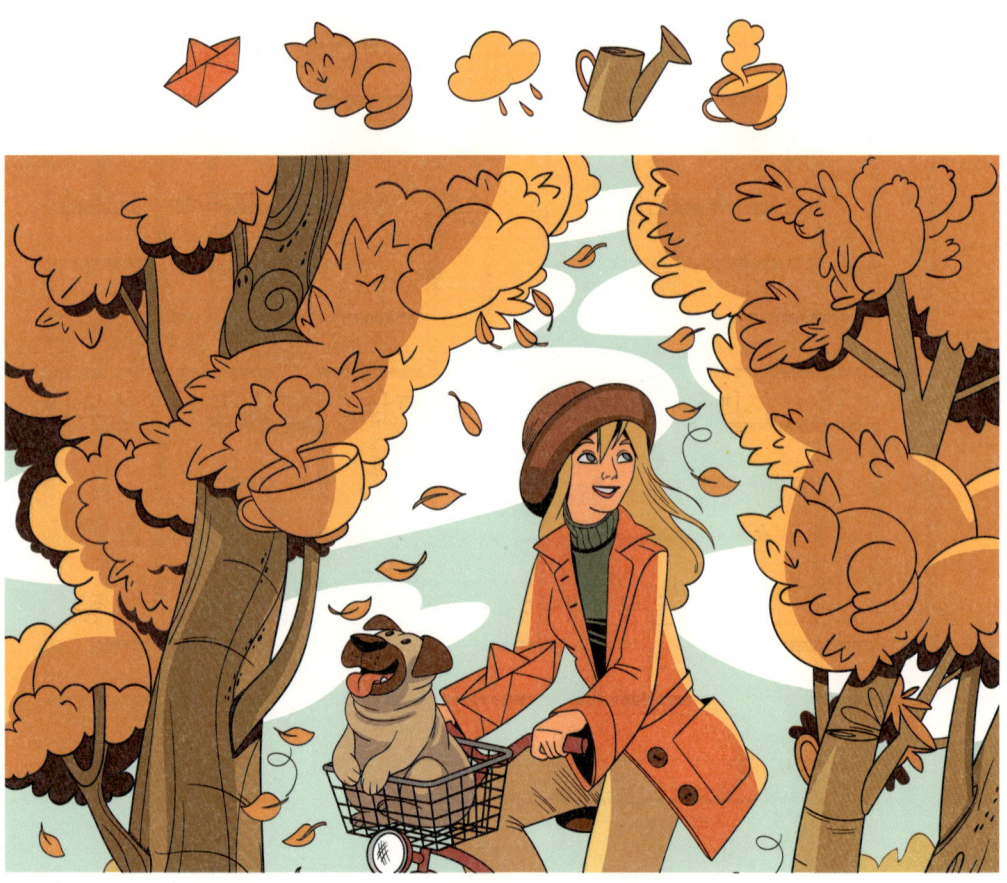

64 공간 집중력 트레이닝 퍼즐 조각 찾기

아래와 위의 도형을 붙이면 완전한 도형이 됩니다. 서로 꼭 맞는 부분을 찾아 선으로 연결해보세요.

난이도 ★★☆☆☆

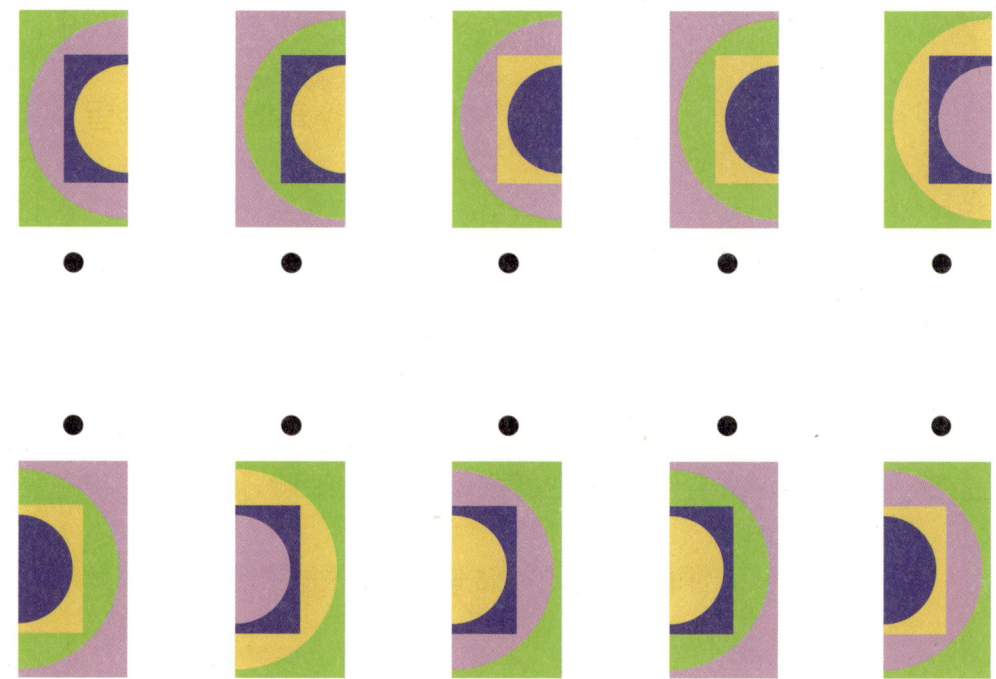

65 공간 집중력 트레이닝 **미로 찾기**

★에서 ▲로 가려면 미로를 통과해야 해요. 어느 길로 가야 통과할 수 있는지 선을 그어보세요.

난이도 ★★☆☆☆

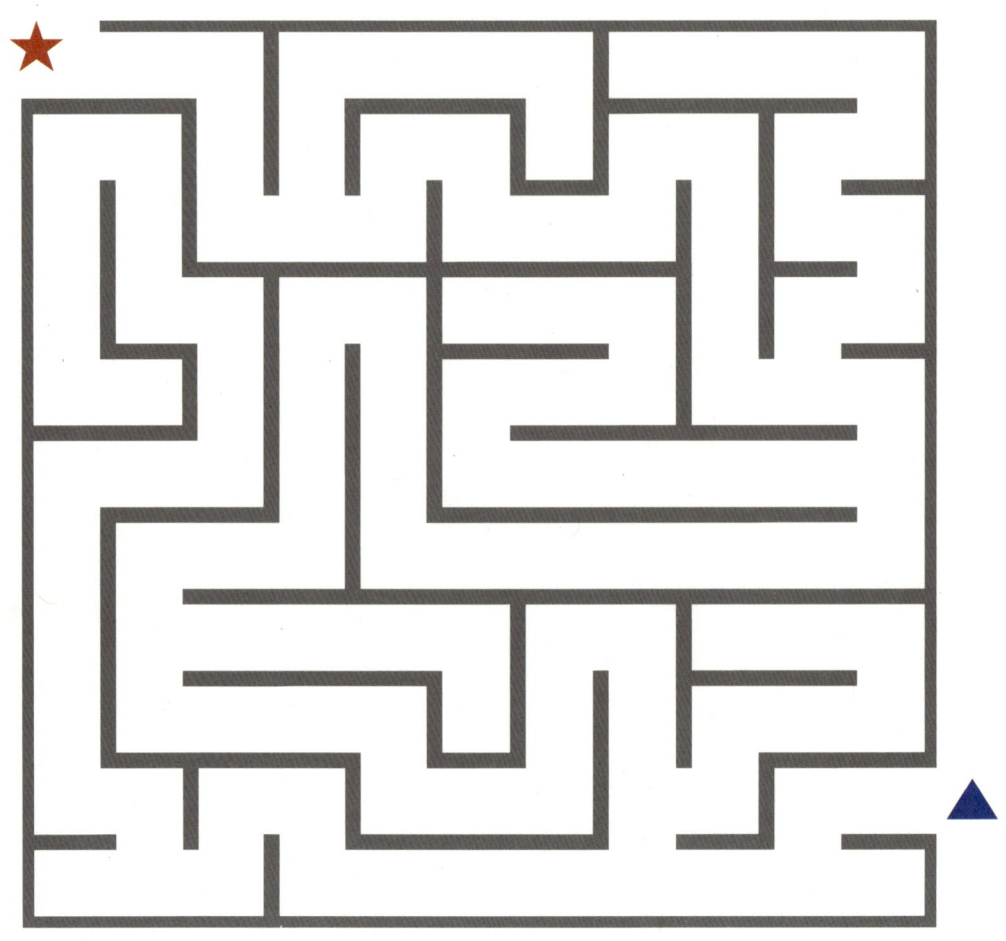

66 공간 집중력 트레이닝 **선 잇기**

왼쪽 그림과 똑같이 오른쪽 그림에 선을 그어 형태를 완성해보세요.

난이도 ★★☆☆☆

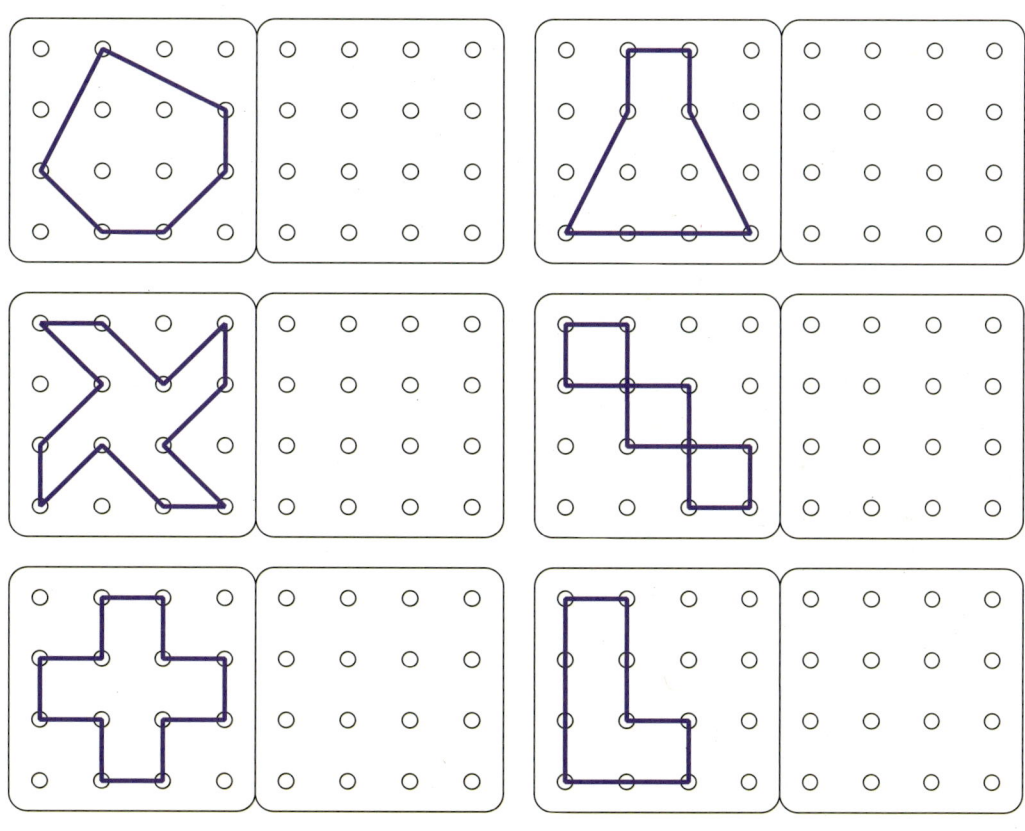

71

67 언어 집중력 트레이닝 **반대말 찾기**

다음의 단어들 중에 '강한, 자유, 따분, 더움, 직선'과 반대말이 되는 단어를 찾아 서로 동그라미 해보세요.

난이도 ★★★☆☆

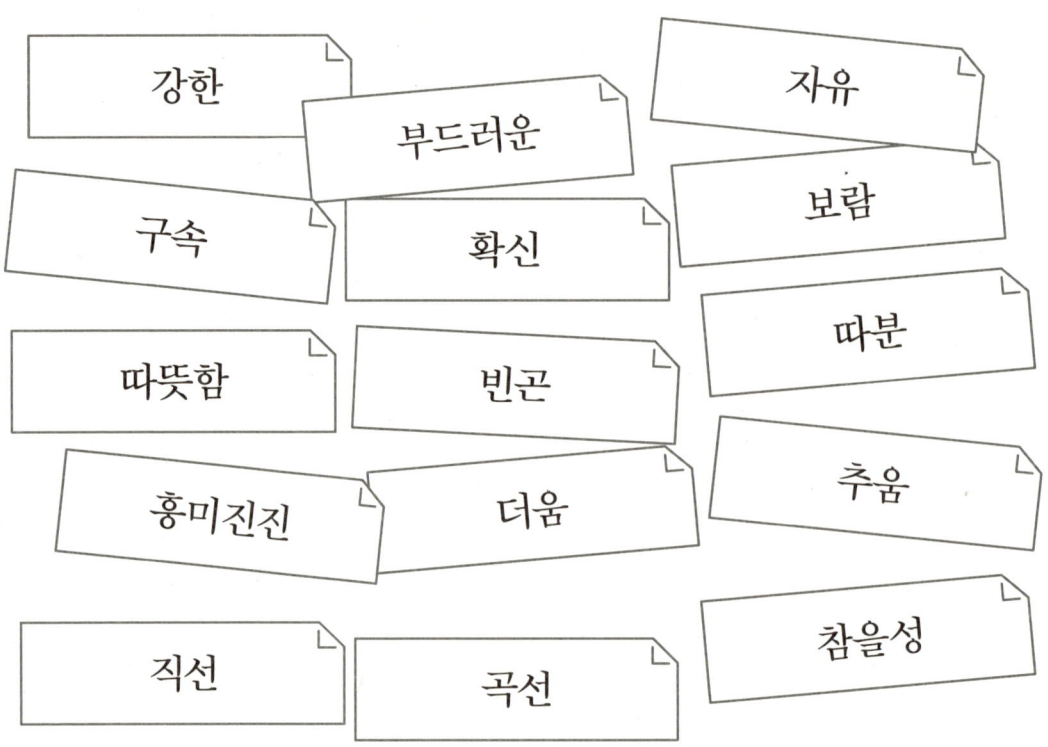

68 언어 집중력 트레이닝 **초성으로 단어 연상하기**

다음은 《걸리버 여행기》에 나오는 문장입니다. 힌트를 보면서 괄호 안에 들어갈 말을 초성으로 찾아 적어보세요.

난이도 ★★☆☆☆

나는 곧바로 일어나려 했지만 움직일 수가 없었다. 등을 대고 누워 있는 상태에서 두 팔과 두 다리가 땅에 단단히 결박되어 있었기 때문이다. 숱이 많고 기다란 나의 (ㅁㄹㅋㄹ) 또한 같은 방식으로 결박되어 있었다. 또 여러 개의 가느다란 끝이 내 (ㄱㄷㄹㅇ)에서 허벅지에 이르기까지를 묶고 있다는 것이 느껴졌다. 나는 단지 (ㅎㄴ)만 쳐다볼 수 있었다.

◆ 힌트

- 머리털의 낱개
- 양쪽 팔 밑의 오목한 곳
- 지평선이나 수평선 위로 보이는 무한대의 공간

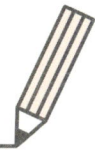

69 수리 집중력 트레이닝 숫자 규칙 찾기

숫자의 규칙을 잘 살펴보면서 빈 공간에 들어갈 숫자가 무엇인지 써보세요.

난이도 ★★★★★

📍 5, 10, 20, ◯, 80

📍 11, ◯, 4, 2, 1

📍 7, 14, 28, ◯, 112

📍 4, 7, 11, ◯, 22

📍 50, 49, 47, ◯, 40

70 수리 집중력 트레이닝 **스도쿠 게임**

스도쿠 게임을 해보세요. 같은 열과 행에는 같은 숫자가 들어가지 못해요. 숫자는 1에서 5까지의 수에서 선택하세요.

난이도 ★★★★★

	4	2	3	1
3	5	1		
4		5		2
	2	3		5
			5	

71 시각 집중력 트레이닝 같은 그림 찾기

그림을 자세히 보고 같은 그림자를 아래에서 찾으세요.

난이도 ★★☆☆☆

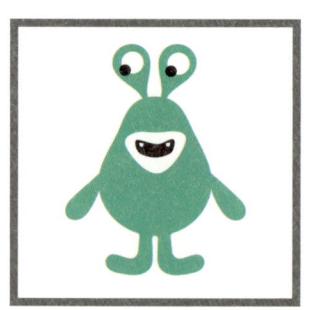

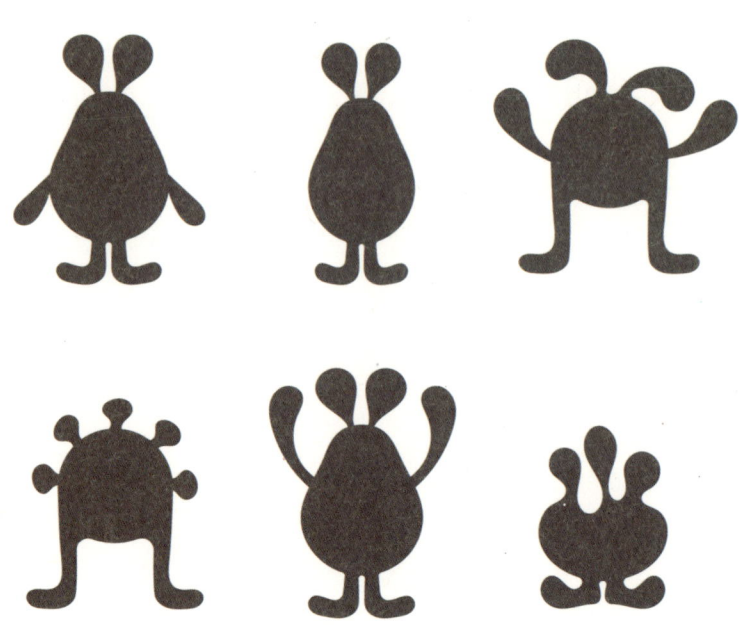

72 시각 집중력 트레이닝 **다른 그림 찾기**

2개의 그림을 자세히 살펴본 다음 서로 다른 7개를 찾아 아래 그림에 동그라미 해보세요.

난이도 ★★★☆☆

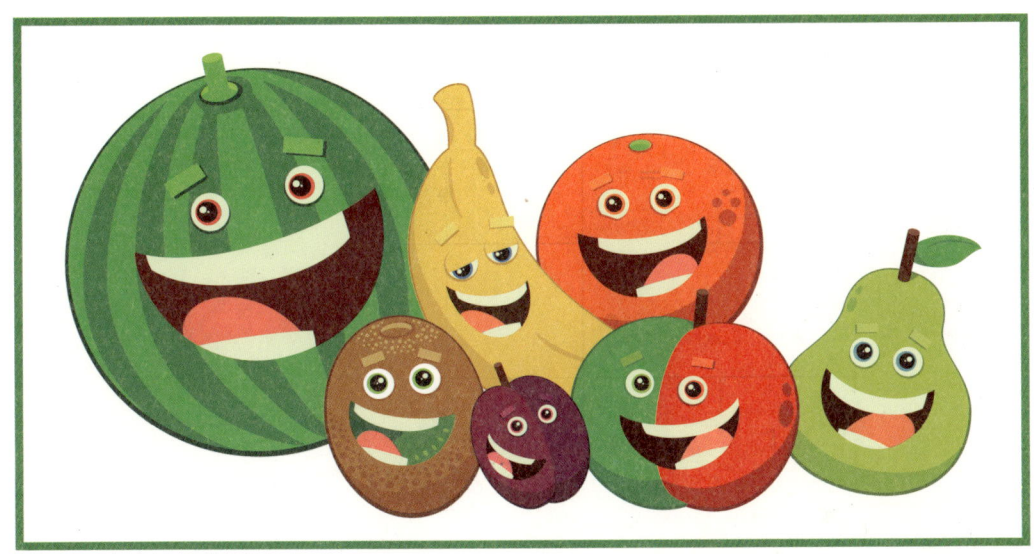

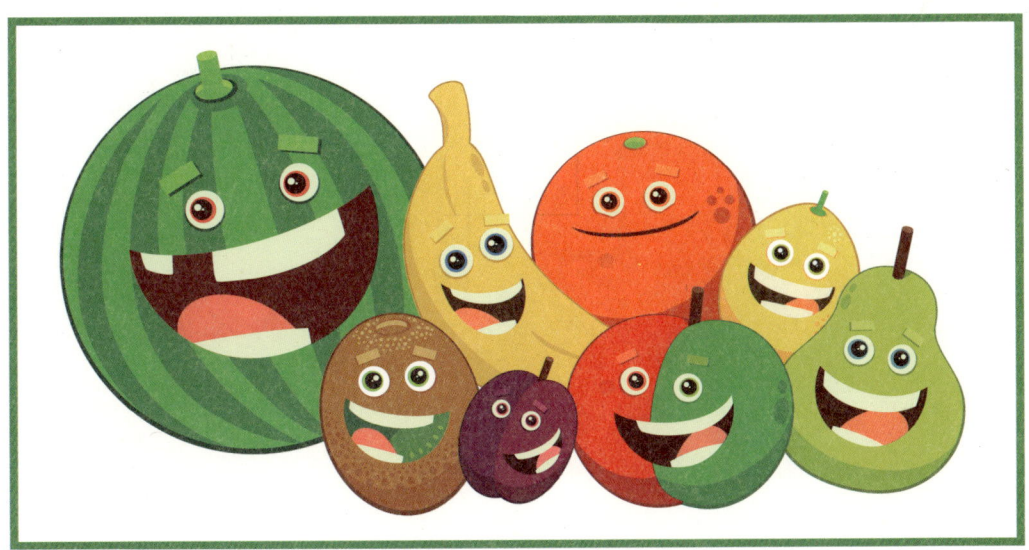

73 시각 집중력 트레이닝 **숨은 그림 찾기**

집에 돌아와 보니 반려견이 난장판을 만들었네요. 보기의 물건이 어디에 있는지 그림에서 찾아 동그라미 해보세요.

난이도 ★★☆☆☆

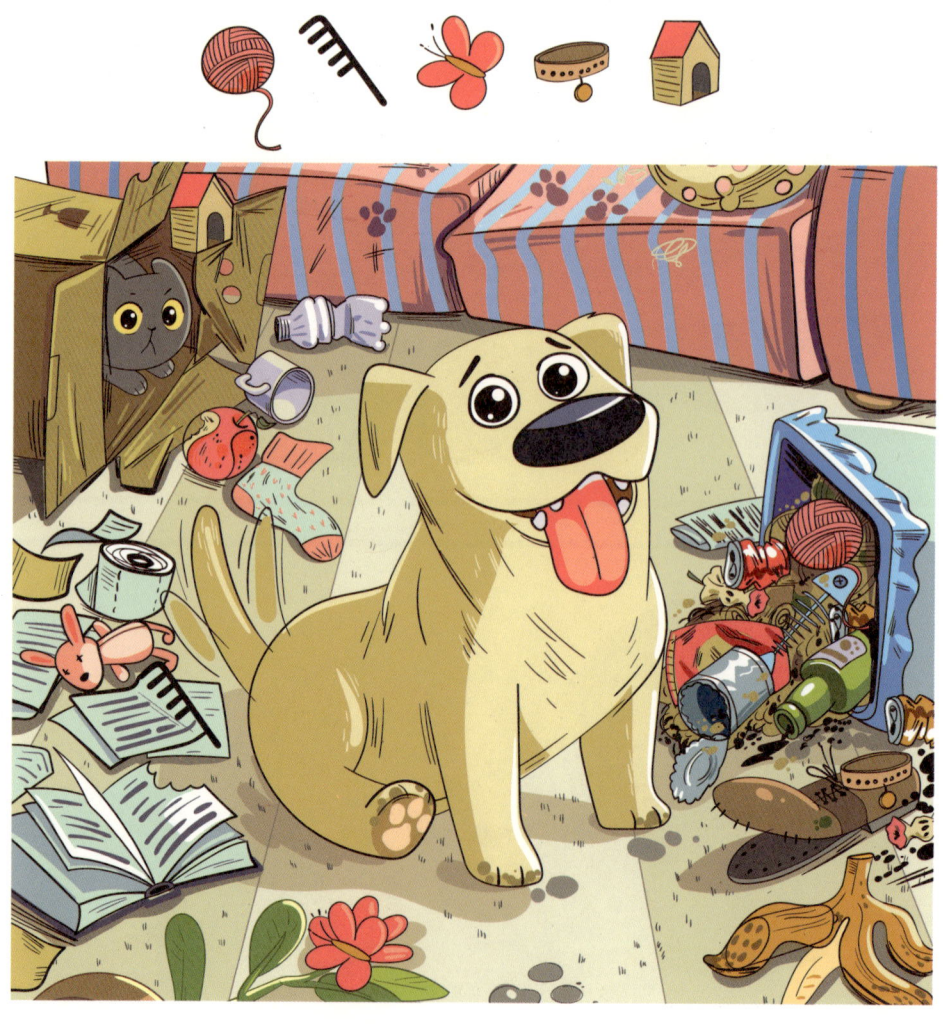

74 공간 집중력 트레이닝 퍼즐 조각 찾기

왼쪽의 알파벳이 오른쪽 알파벳으로 바뀌면서 사라진 알파벳이 있습니다.
어떤 알파벳이 사라졌는지 왼쪽 그림에 동그라미 해보세요.

난이도 ★★☆☆☆

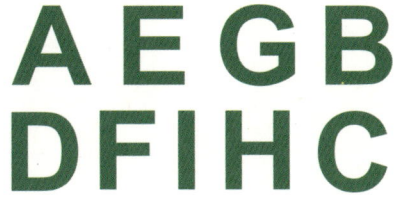 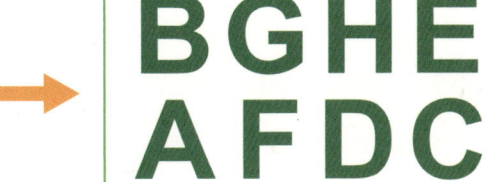

75 공간 집중력 트레이닝 **미로 찾기**

★에서 ▲로 가려면 미로를 통과해야 해요. 어느 길로 가야 통과할 수 있는지 선을 그어보세요.

난이도 ★★★★☆

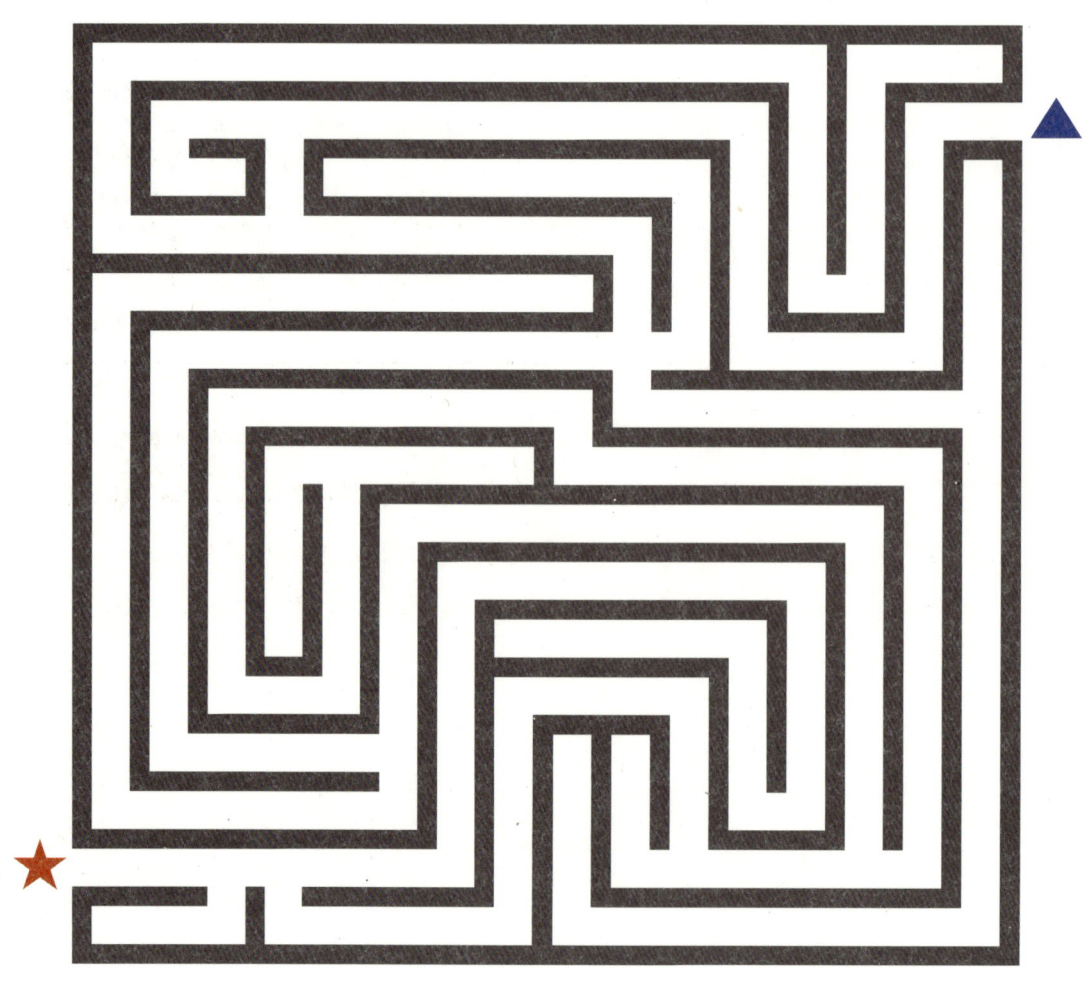

76 공간 집중력 트레이닝 **선 잇기**

1번부터 순서대로 선을 그어 다시 1번까지 돌아오도록 해 물고기의 형태를 완성해보세요.

난이도 ★☆☆☆☆

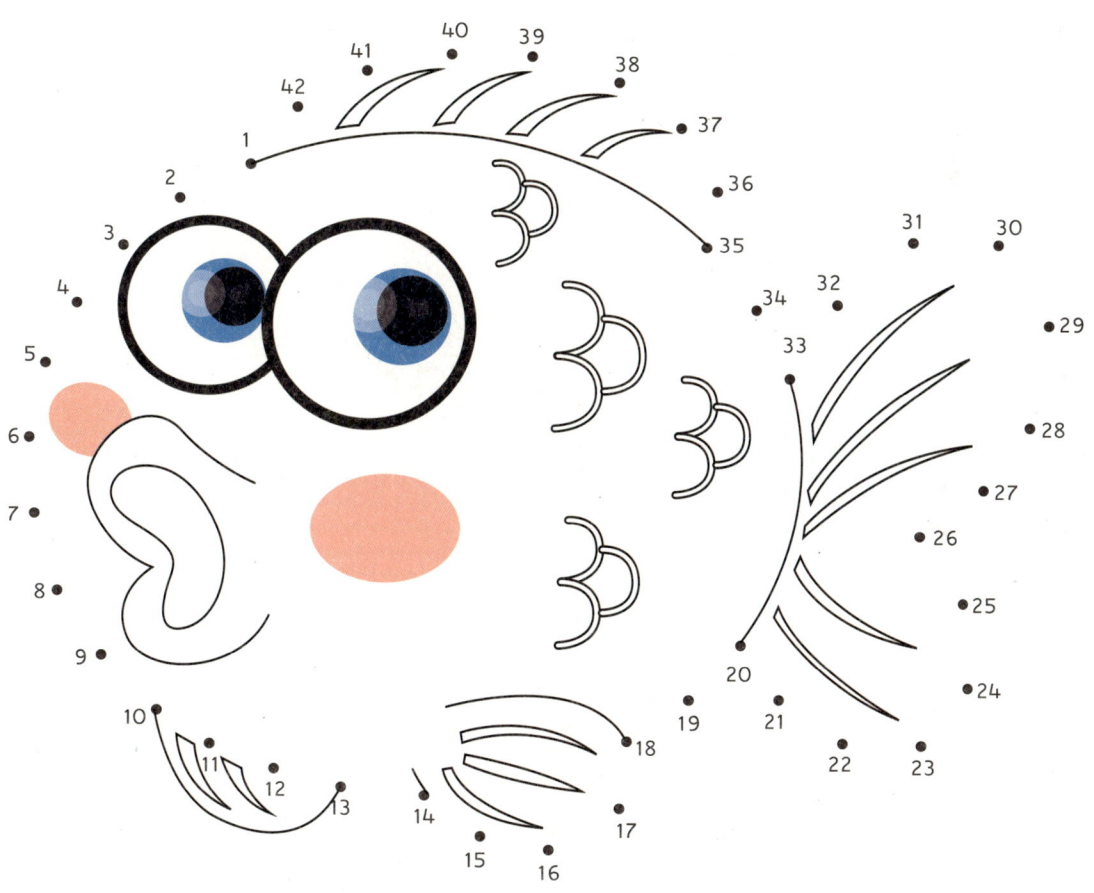

77 언어 집중력 트레이닝 **반대말 찾기**

다음 단어들 중에 '창의, 능숙, 신뢰, 만족'과 반대말이 되는 단어를 찾아 서로 동그라미 해보세요.

난이도 ★★★☆☆

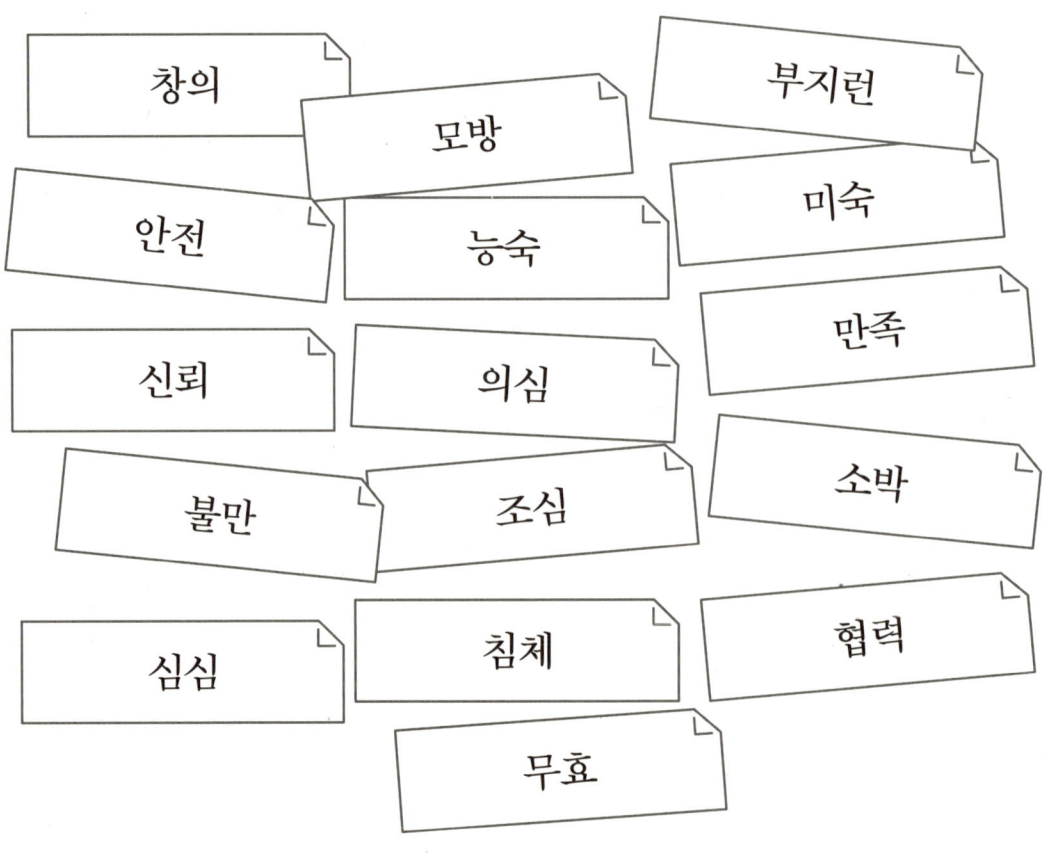

78 언어 집중력 트레이닝 **단어 유추하기**

다음 단어들을 보고 떠오르는 단어가 무엇인지 적어보세요.

난이도 ★★☆☆☆

여름, 겨울, 일기,
학생, 여행, 휴가,
쉼, 체험

구름, 별, 푸르다,
높다, 바람, 해,
비행기

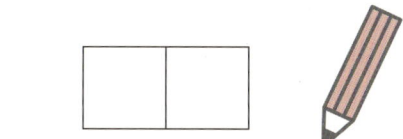

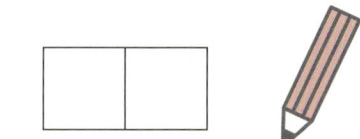

79 수리 집중력 트레이닝 **마방진 게임**

마방진 게임은 가로, 세로, 대각선으로 배열된 각각의 수의 합이 전부 같아지게 하는 게임입니다.
오른쪽과 아래쪽 바깥에 있는 숫자는 표의 숫자를 모두 합한 숫자예요.
잘 살펴보고 바나나와 귤에 들어갈 숫자를 적어보세요.
여기에 들어갈 숫자는 1부터 4까지 중 하나예요.

난이도 ★★☆☆☆

1	🍌	3	6
🍊	3	1	8
🍌	🍊	🍊	10
7	9	8	

80 수리 집중력 트레이닝 **스도쿠 게임**

스도쿠 게임을 해보세요. 같은 열과 행에는 같은 숫자가 들어가지 못해요. 숫자는 1에서 5까지의 수에서 선택하세요.

난이도 ★★★☆☆

		1	5	
5	4		3	
3		4		
		5		3
4	1		2	5

81 시각 집중력 트레이닝 같은 그림 찾기

수박 조각을 자세히 보고 같은 그림자를 찾아 선으로 연결하세요.

난이도 ★☆☆☆☆

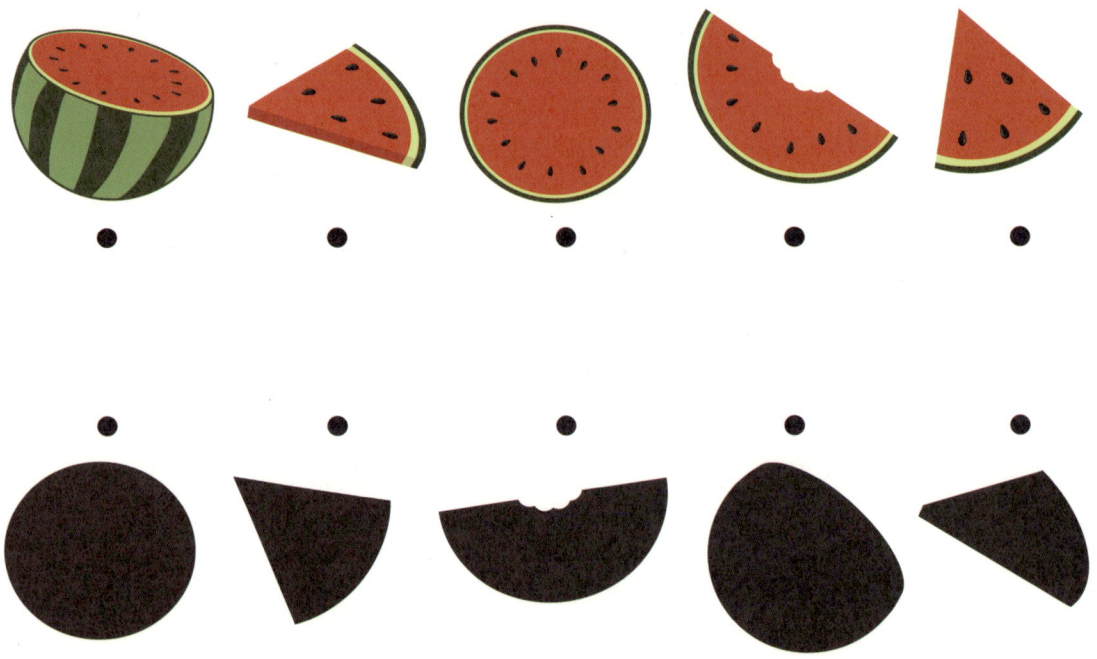

82 시각 집중력 트레이닝 **다른 그림 찾기**

2개의 그림을 자세히 살펴본 다음 서로 다른 6개를 찾아 아래 그림에 동그라미 해보세요.

난이도 ★★★★☆

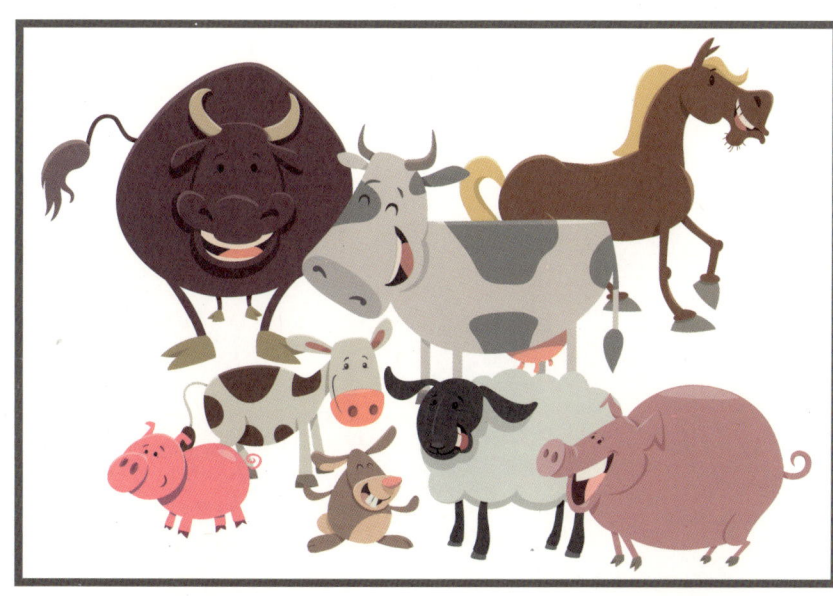

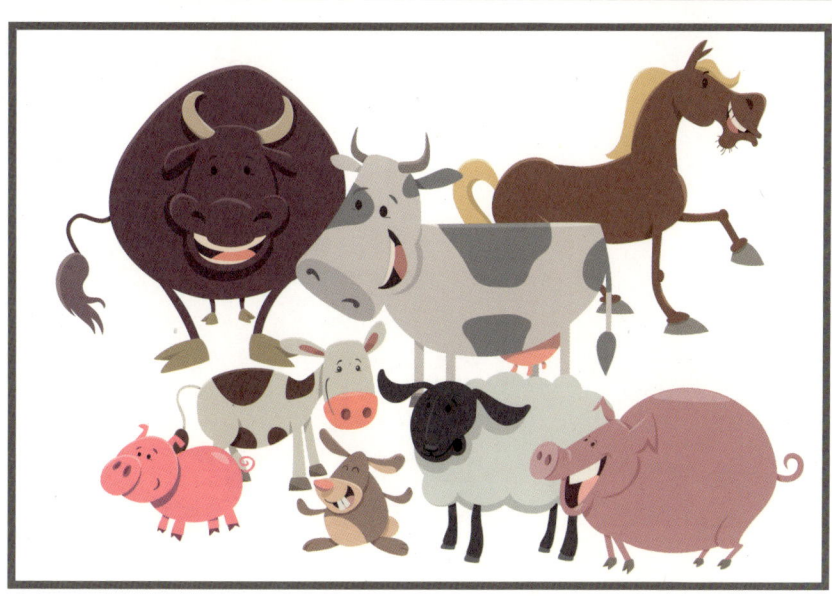

83 시각 집중력 트레이닝 숨은 그림 찾기

산책길에 만난 반려견들을 자세히 보고, 보기의 반려견을 찾아 그림에 동그라미 해보세요.

난이도 ★★☆☆☆

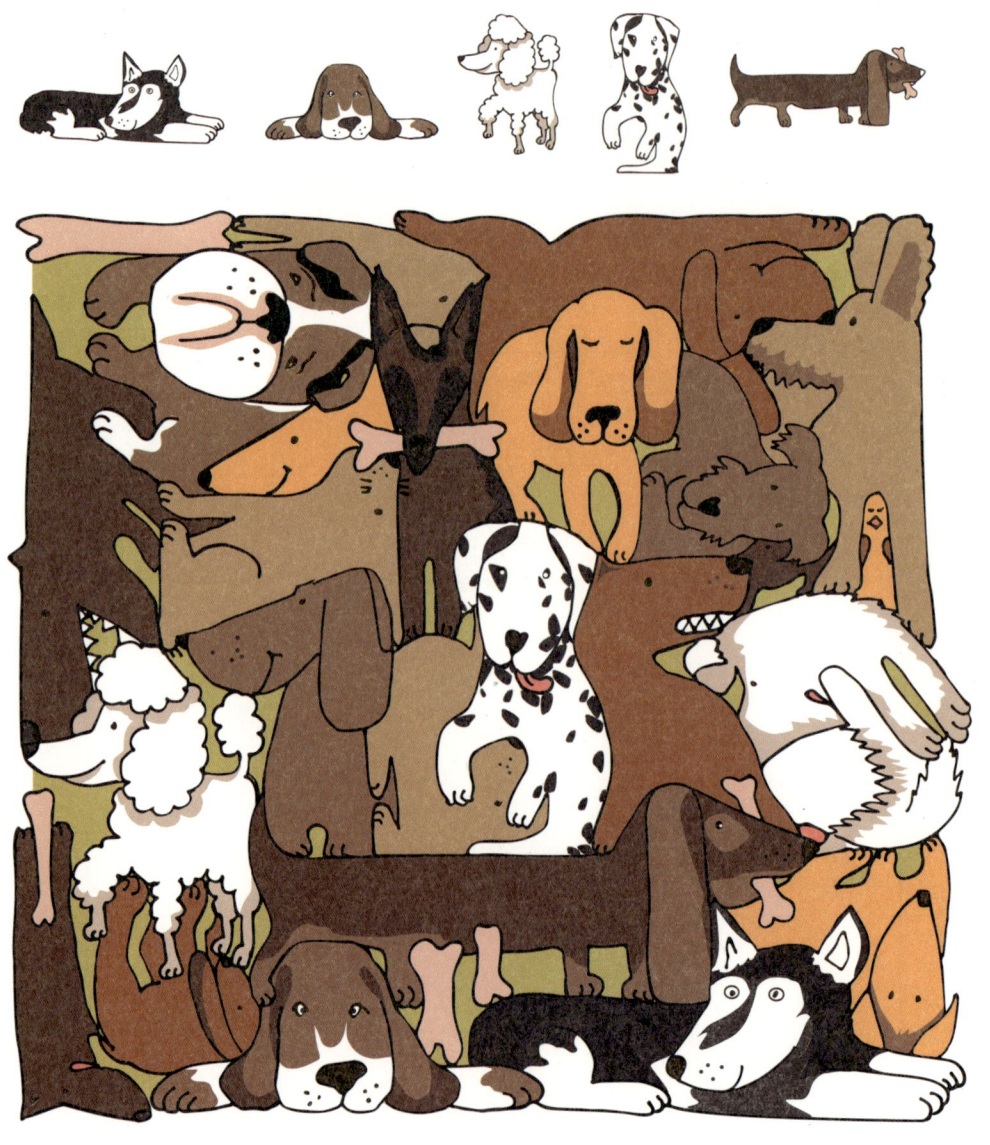

84 공간 집중력 트레이닝 **퍼즐 조각 찾기**

보기의 그림은 가로 세로마다 겹치지 않게 도형이 들어가는 규칙이 있습니다. 자세히 살펴본 다음 빈칸에 어떤 도형이 들어가야 하는지 찾아보세요.

난이도 ★★☆☆☆

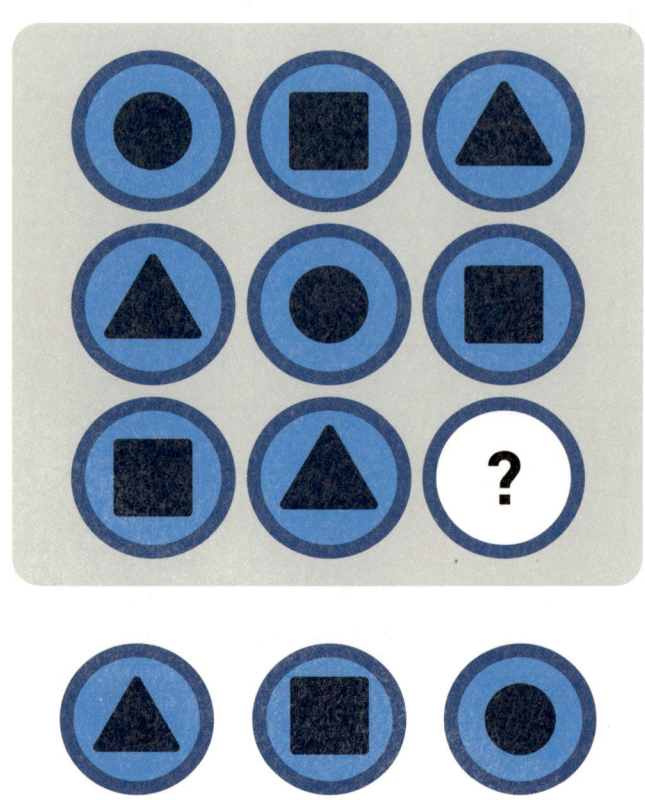

85 공간 집중력 트레이닝 **미로 찾기**

★에서 ▲로 가려면 미로를 통과해야 해요. 어느 길로 가야 통과할 수 있는지 선을 그어보세요.

난이도 ★☆☆☆☆

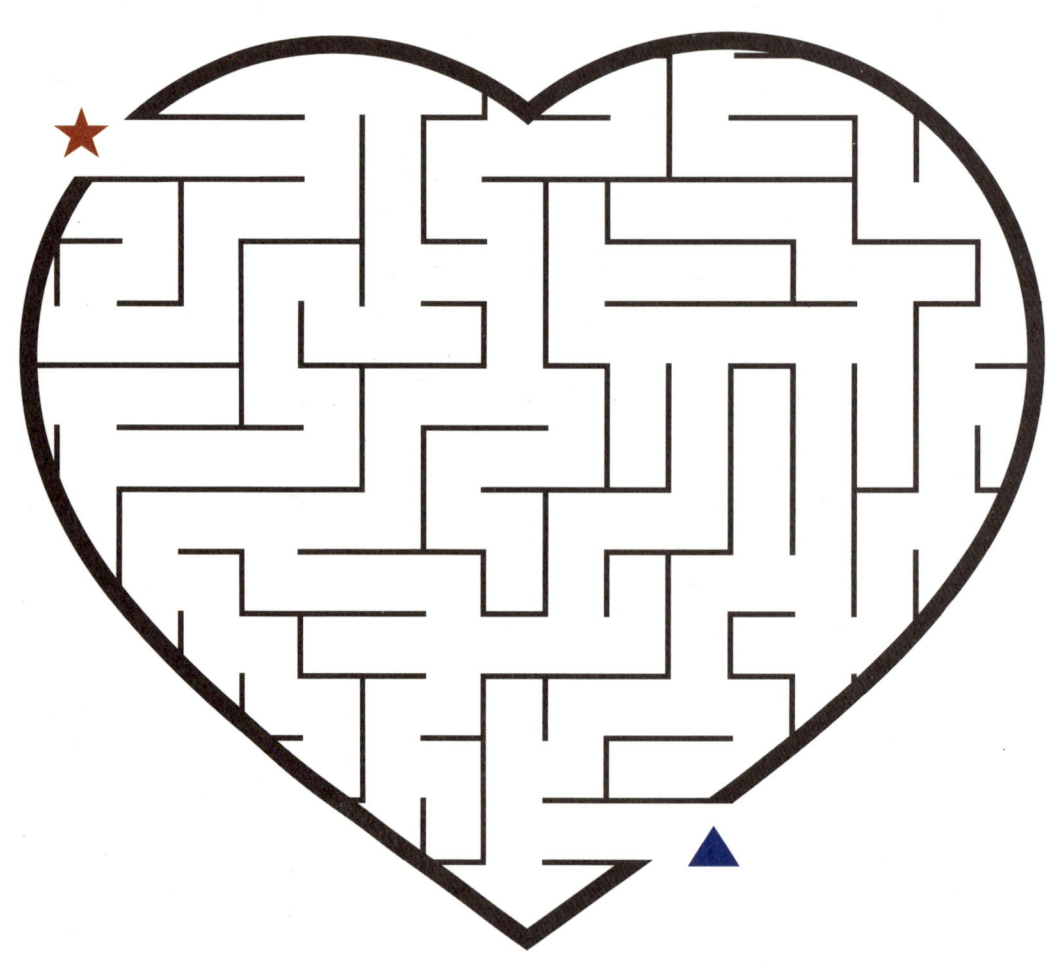

86 공간 집중력 트레이닝 **선 잇기**

1번부터 순서대로 선을 그어 다시 1번까지 돌아오도록 해 거북의 형태를 완성하세요.

난이도 ★☆☆☆☆

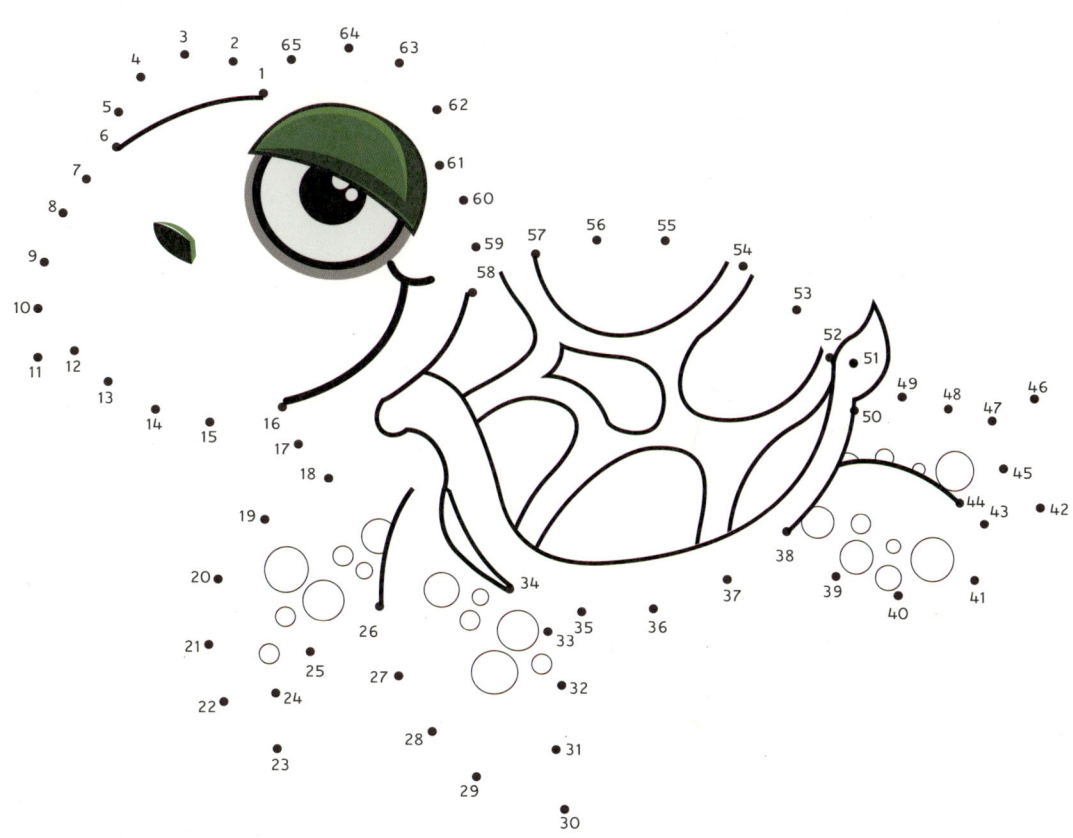

87 언어 집중력 트레이닝 **조건에 맞는 단어 찾기**

다음 조건에 맞는 동물을 보기에서 찾아 적어보세요.

난이도 ★★☆☆☆

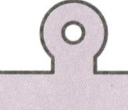

사슴, 고래, 상어, 타조, 사자, 다람쥐, 참새

〈조건〉

1. 다리가 2개인 동물은 삭제하기
2. 바다에 사는 동물은 삭제하기
3. 초식동물은 삭제하기

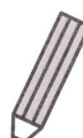

88. 언어 집중력 트레이닝 **단어 유추하기**

다음 단어들을 보고 떠오르는 단어가 무엇인지 적어보세요.

난이도 ★★☆☆☆

보름달, 가족, 한복, 전통시장, 한가위, 송편

한라산, 돌, 귤, 오름, 바다, 흑돼지, 한라봉, 해녀

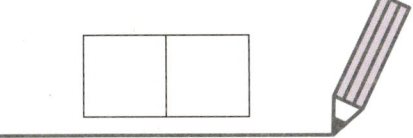

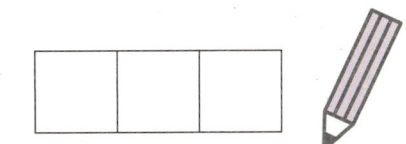

89 수리 집중력 트레이닝 **마방진 게임**

오른쪽과 아래쪽 바깥에 있는 숫자는 표의 숫자를 모두 합한 것이에요.
토끼, 강아지에 들어갈 숫자는 무엇인지 적어보세요.
여기에 들어갈 숫자는 1부터 4까지 중 하나예요.

난이도 ★★☆☆☆

🐰	🐶	4	9
4	1	🐰	7
🐶	4	1	8
9	8	7	

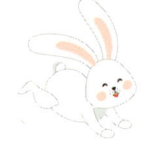 :   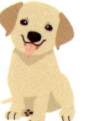 :

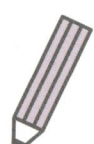

90 수리 집중력 트레이닝 스도쿠 게임

스도쿠 게임을 해보세요. 같은 열과 행에는 같은 숫자가 들어가지 못해요.
칸 안에는 1부터 4까지 수 중 한 번만 들어가야 해요.

난이도 ★★☆☆☆

2		3	4
3			1
1	2	4	
	3		2

91 시각 집중력 트레이닝 **같은 그림 찾기**

보기의 그림과 같은 주사위가 무엇인지 아래에서 찾아보세요.

난이도 ★★★★★

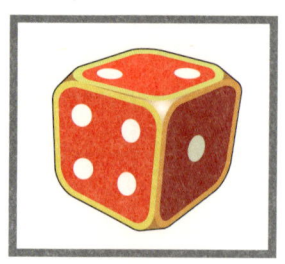

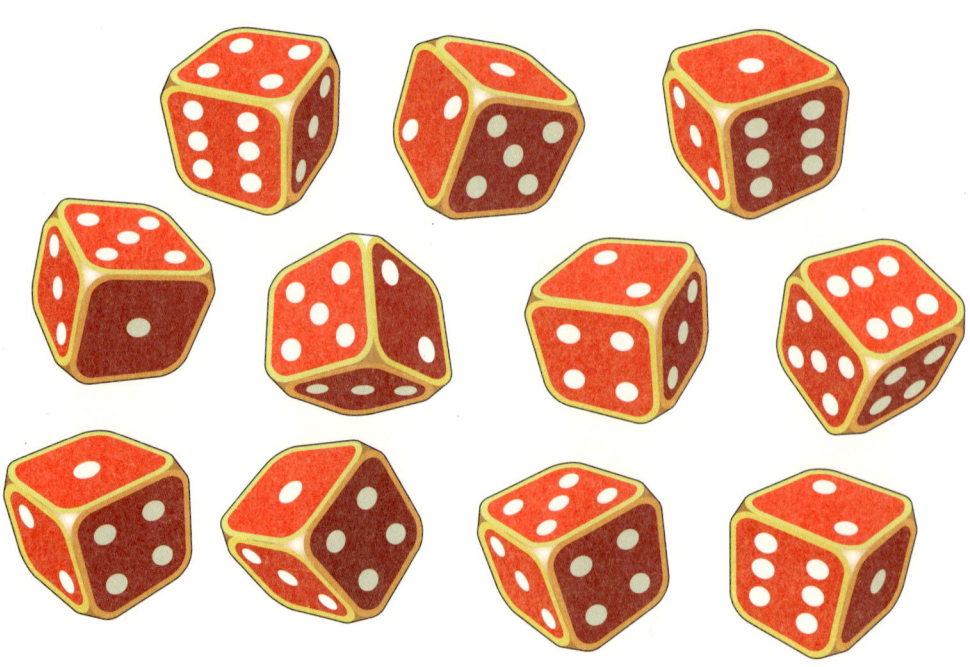

92 시각 집중력 트레이닝 **다른 그림 찾기**

2개의 그림을 자세히 살펴본 다음 서로 다른 10개를 찾아 오른쪽 그림에 동그라미 해보세요.

난이도 ★★★★★

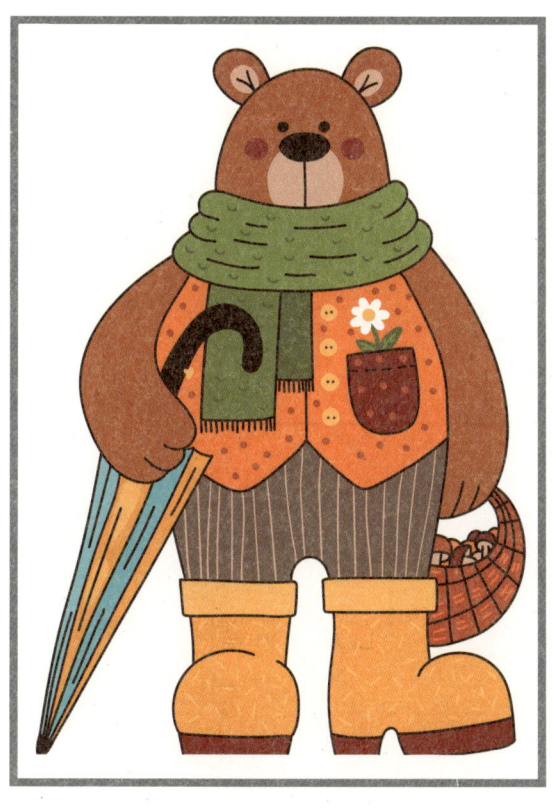
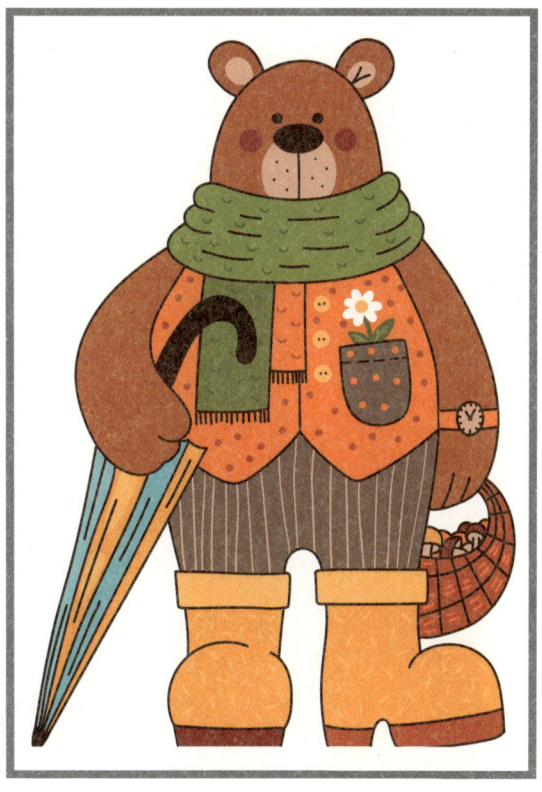

93 시각 집중력 트레이닝 숨은 그림 찾기

그림을 자세히 관찰한 다음 보기의 그림을 찾아 동그라미 해보세요.

난이도 ★★★☆☆

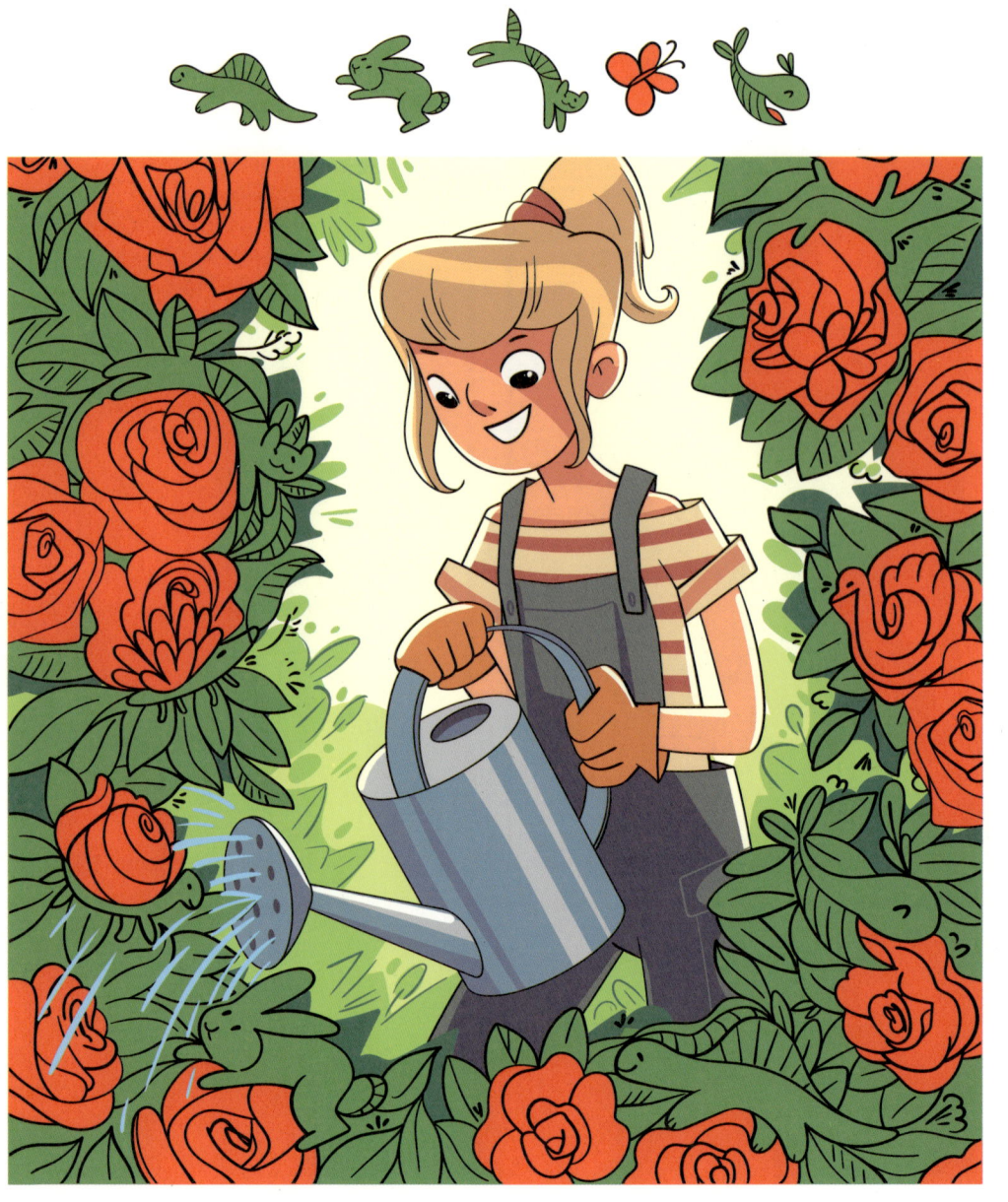

94 공간 집중력 트레이닝 **다양한 각도에서 보기**

도형들을 위에서 바라봤을 때 그림으로 맞는 것을 고르세요.

난이도 ★★☆☆☆

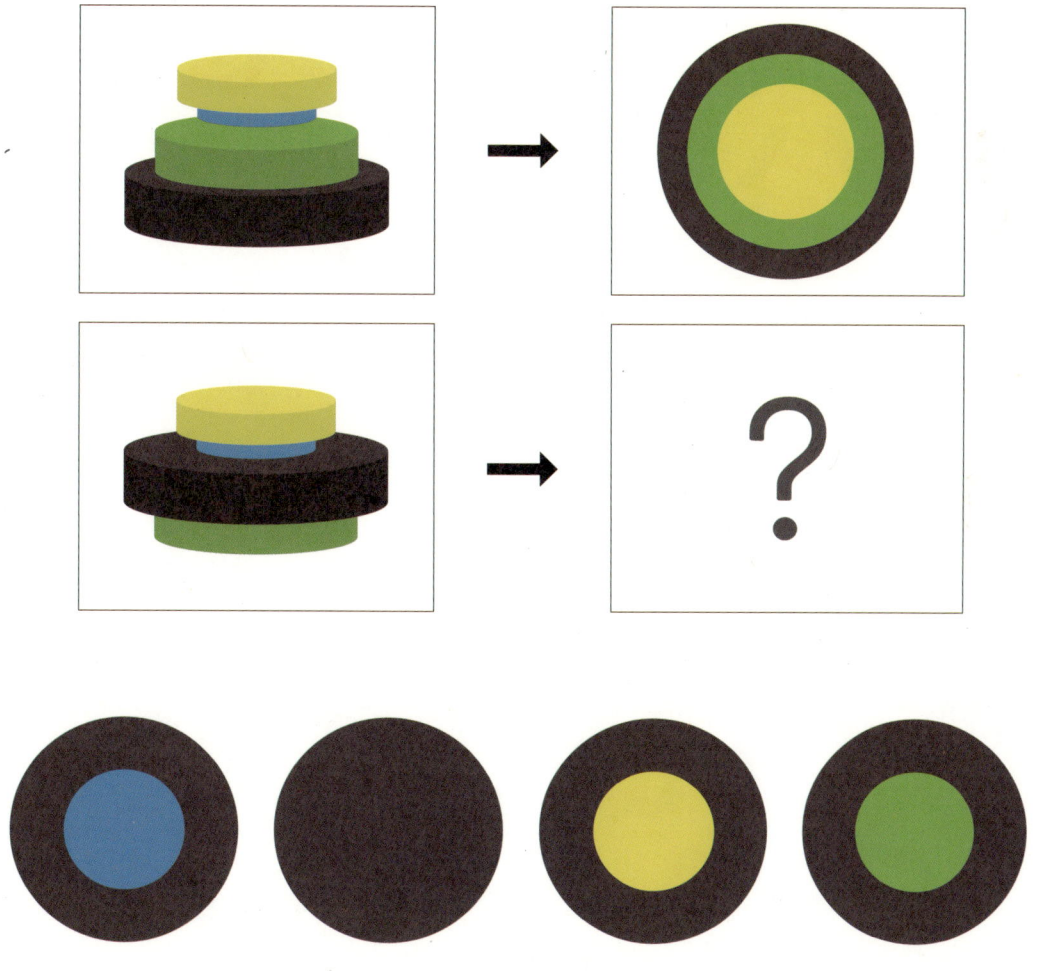

95 공간 집중력 트레이닝 **미로 찾기**

★에서 ▲로 가려면 미로를 통과해야 해요. 어느 길로 가야 통과할 수 있는지 선을 그어보세요.

난이도 ★★★☆☆

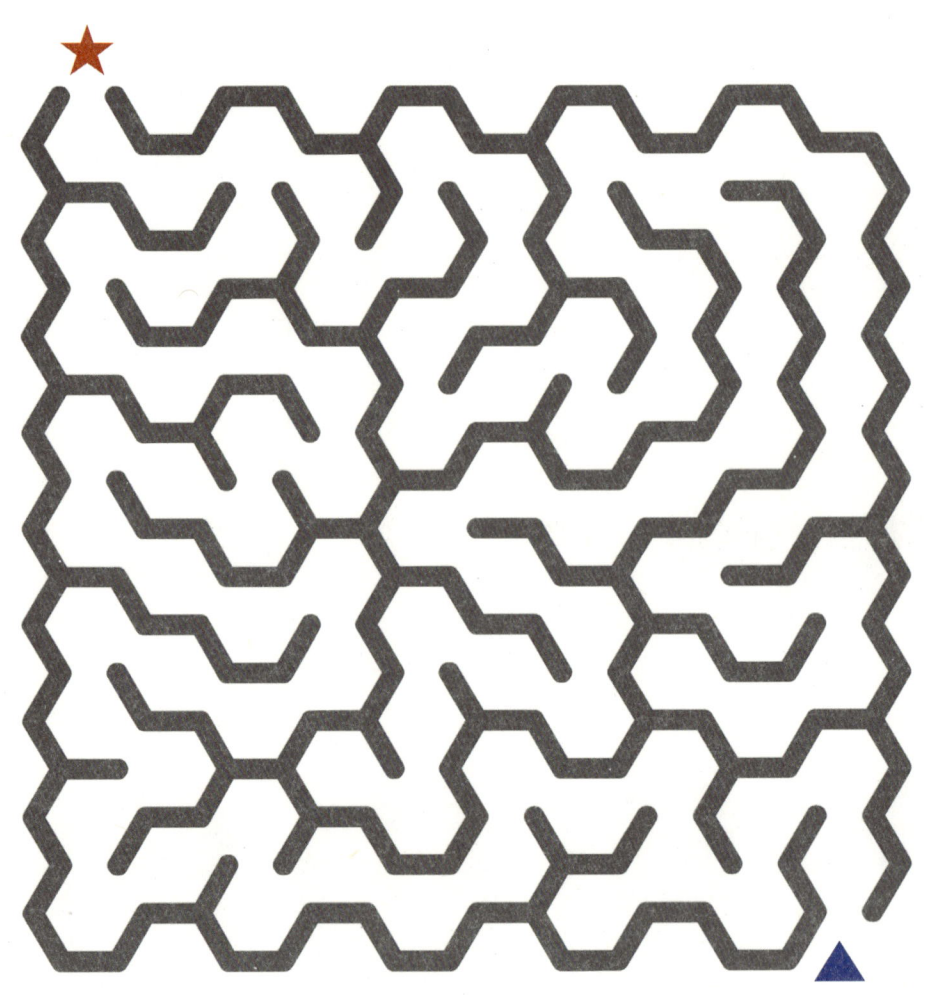

96 공간 집중력 트레이닝 선 잇기

순서대로 선을 그어 유니콘의 형태를 완성하세요.

난이도 ★☆☆☆☆

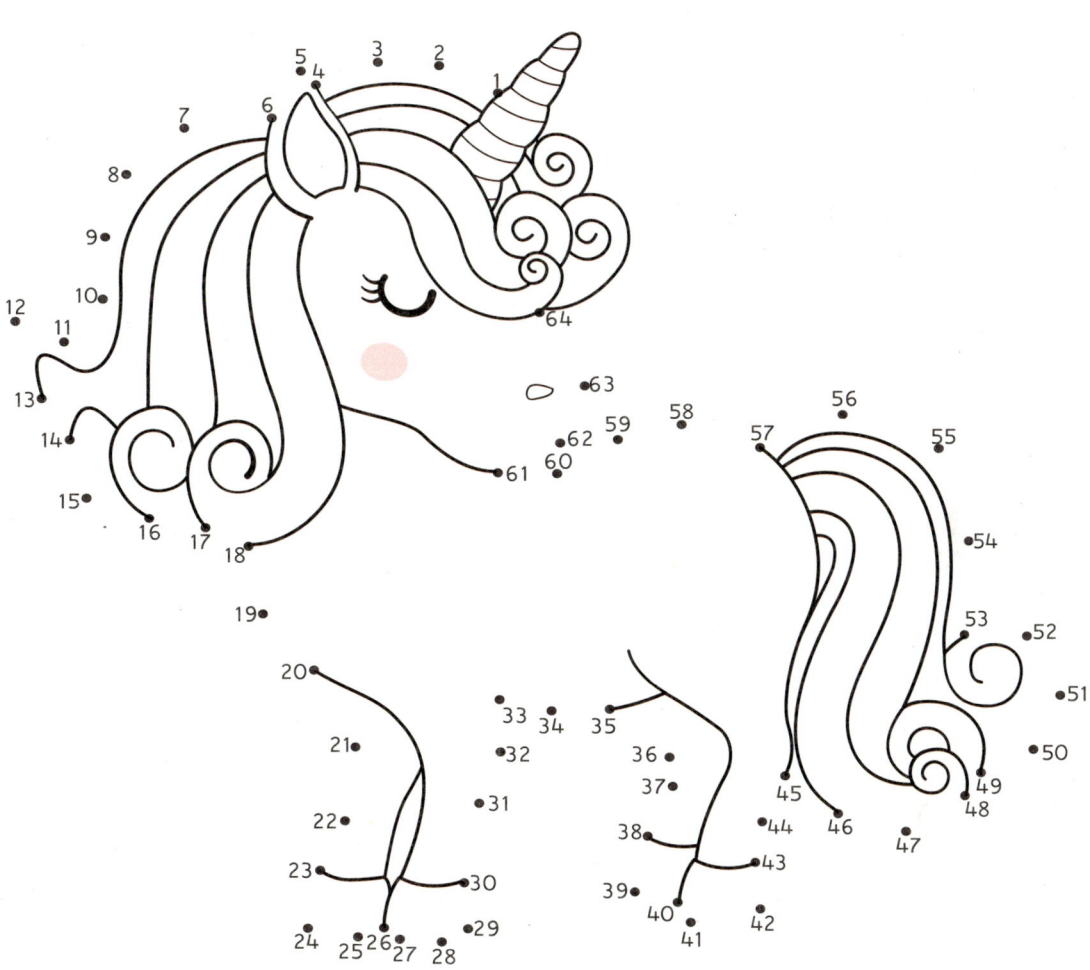

97 언어 집중력 트레이닝 조건에 맞는 단어 찾기

다음의 조건에 맞는 지명을 보기에서 찾아 적어보세요.

난이도 ★★★☆☆

인천, 서울, 부산, 광주, 대전, 포항, 제주

조건

1. 바닷가 도시는 삭제하기
2. 특별시는 삭제하기
3. 전라도에 속한 도시는 삭제하기

98 언어 집중력 트레이닝 **단어 묶기**

왼쪽 단어들 중에서 '겨울'과 관련된 것을 모두 골라보세요. 오른쪽 단어들 중에서 '김장'과 관련된 것을 모두 골라보세요.

난이도 ★★★☆☆

눈, 수영복, 추위, 낙엽, 얼음, 장갑, 도자기, 난로, 성탄절, 샌들, 스케이팅, 부채, 눈썰매

배추, 무, 냉면, 스파게티, 고춧가루, 라면, 마늘, 겨자, 생강, 대파, 비빔밥, 동치미, 무생채, 떡갈비

99 수리 집중력 트레이닝 **마방진 게임**

오른쪽과 아래쪽 바깥에 있는 숫자는 표의 숫자를 모두 합한 것이에요.
토끼와 사자에 들어갈 숫자는 무엇인지 적어보세요.
여기에 들어갈 숫자는 1부터 4까지 중 하나예요.

난이도 ★★★☆☆

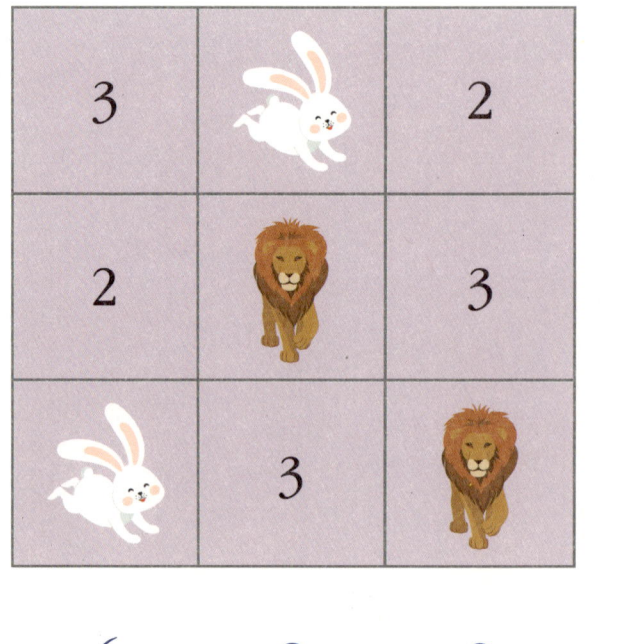

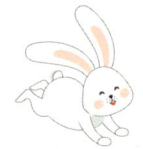 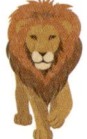 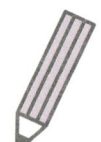

100 수리 집중력 트레이닝 스도쿠 게임

스도쿠 게임을 해보세요. 같은 열과 행에는 같은 숫자가 들어가지 못해요.
칸 안에는 1부터 6까지 수 중 한 번만 들어가야 해요.

난이도 ★★★★★

	1	3			5
	6	2		3	4
3	4		5		
		5		4	3
2			3	1	
6		1	4	5	

101 시각 집중력 트레이닝 같은 그림 찾기

보기의 그림을 자세히 보고, 똑같은 그림을 아래에서 찾아 동그라미 해보세요.

난이도 ★★☆☆☆

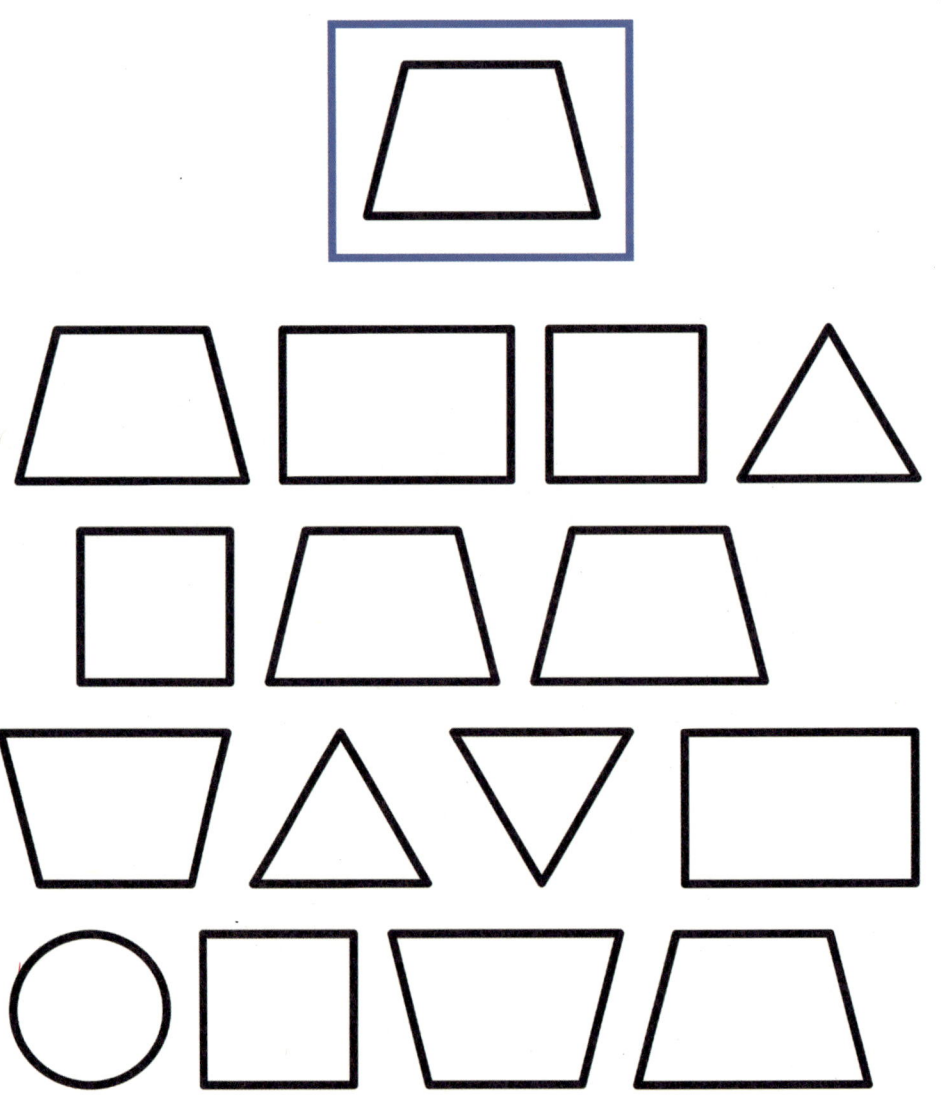

102 시각 집중력 트레이닝 **다른 그림 찾기**

2개의 그림을 자세히 살펴본 다음 서로 다른 6개를 찾아 아래 그림에 동그라미 해보세요.

난이도 ★★★☆☆

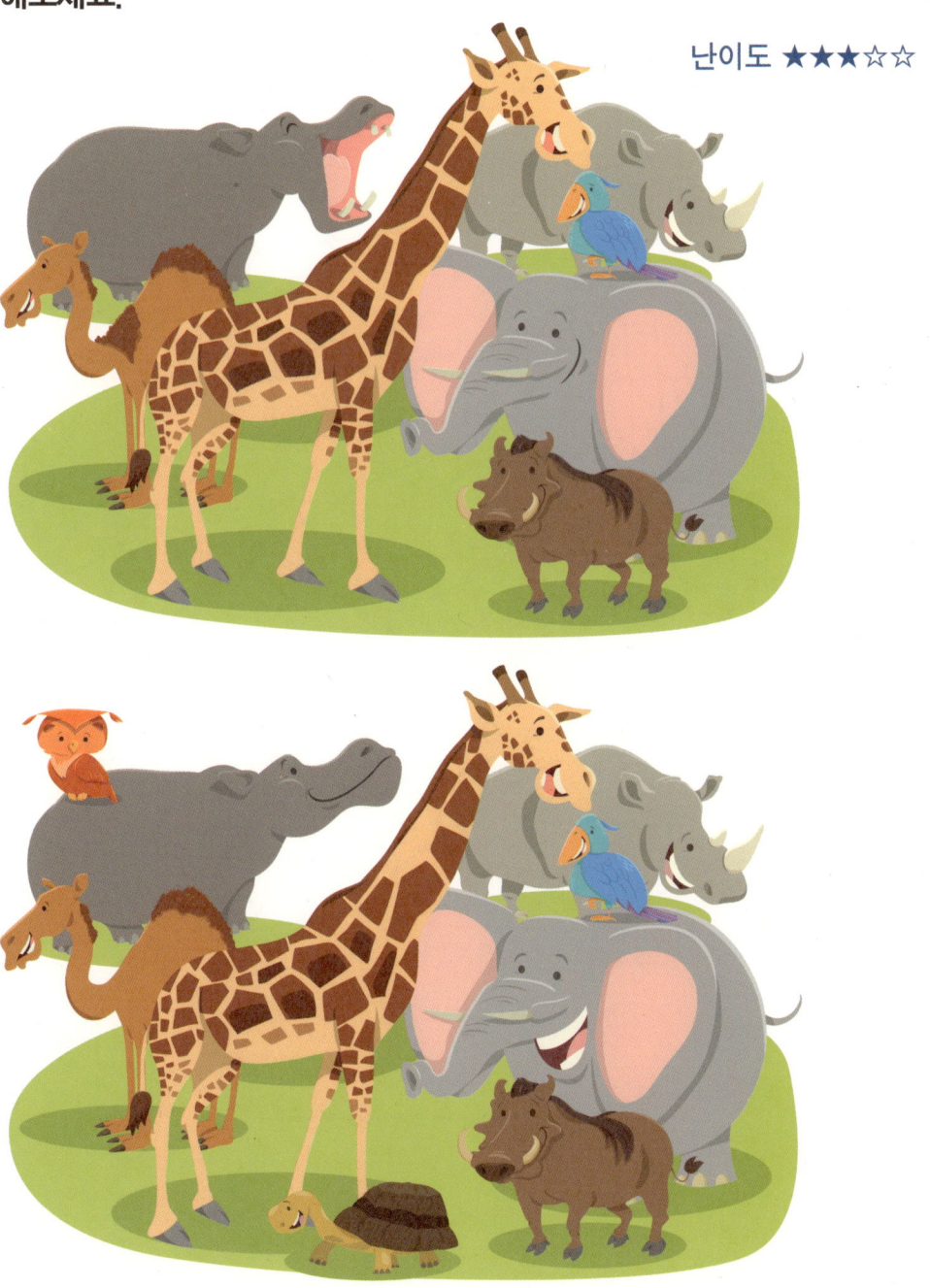

107

103 시각 집중력 트레이닝 숨은 그림 찾기

다음 그림에서 연필의 개수를 세어 적어보세요.

난이도 ★★★☆☆

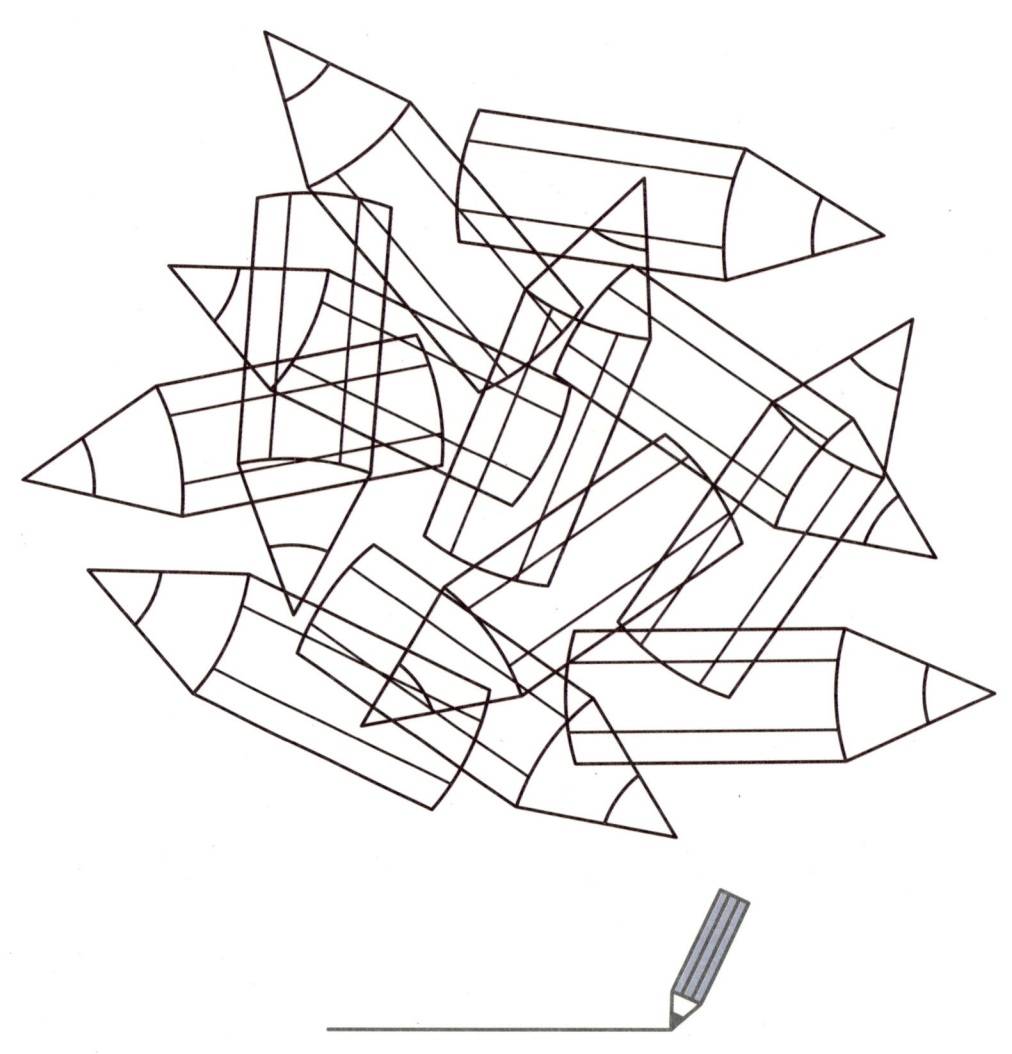

104 공간 집중력 트레이닝 다양한 각도에서 보기

도형들을 위에서 바라봤을 때 그림으로 맞는 것을 고르세요.

난이도 ★★☆☆☆

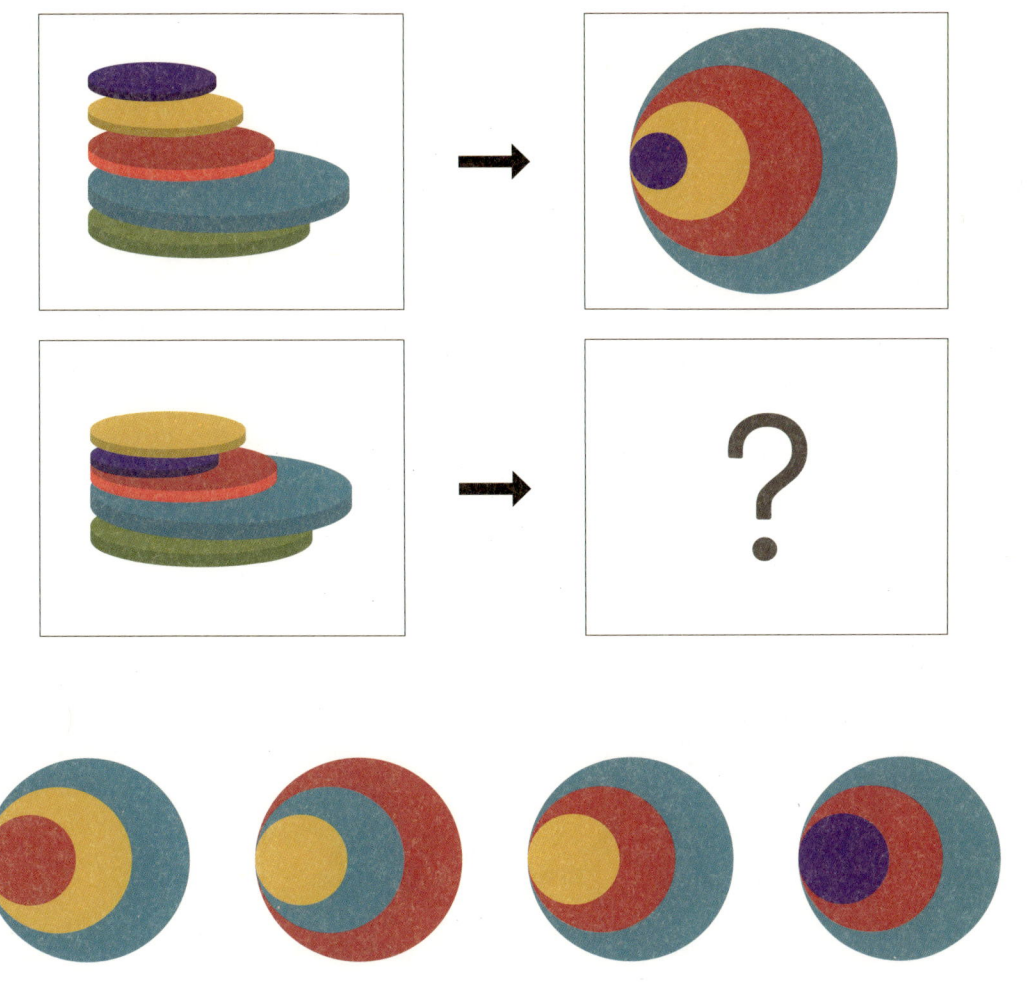

105 공간 집중력 트레이닝 **미로 찾기**

★에서 ▲로 가려면 미로를 통과해야 해요. 어느 길로 가야 통과할 수 있는지 선을 그어보세요.

난이도 ★★☆☆☆

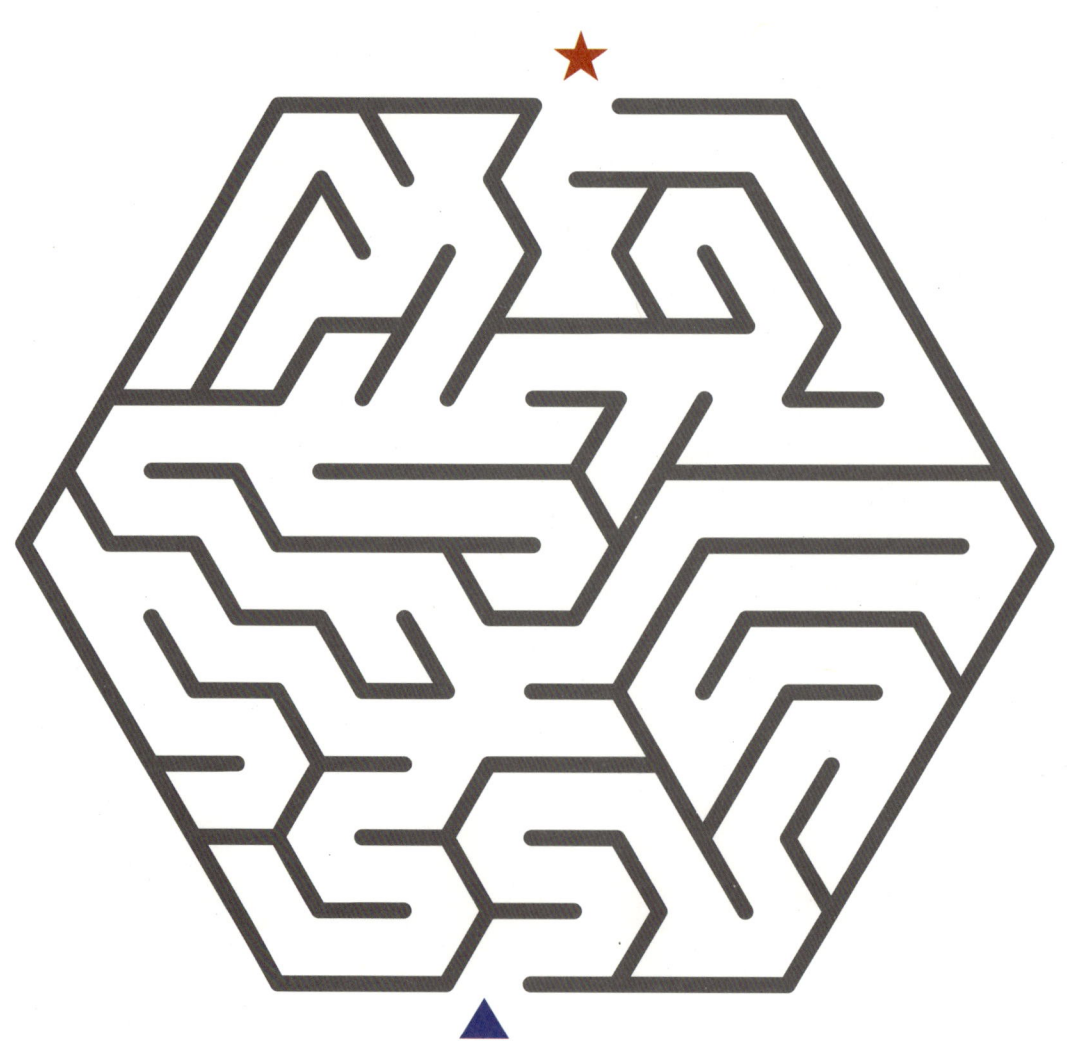

106 공간 집중력 트레이닝 **선 잇기**

바늘귀에 어떤 색의 실이 꿰어 있는지 선을 따라 그어 찾아보세요.

난이도 ★★☆☆☆

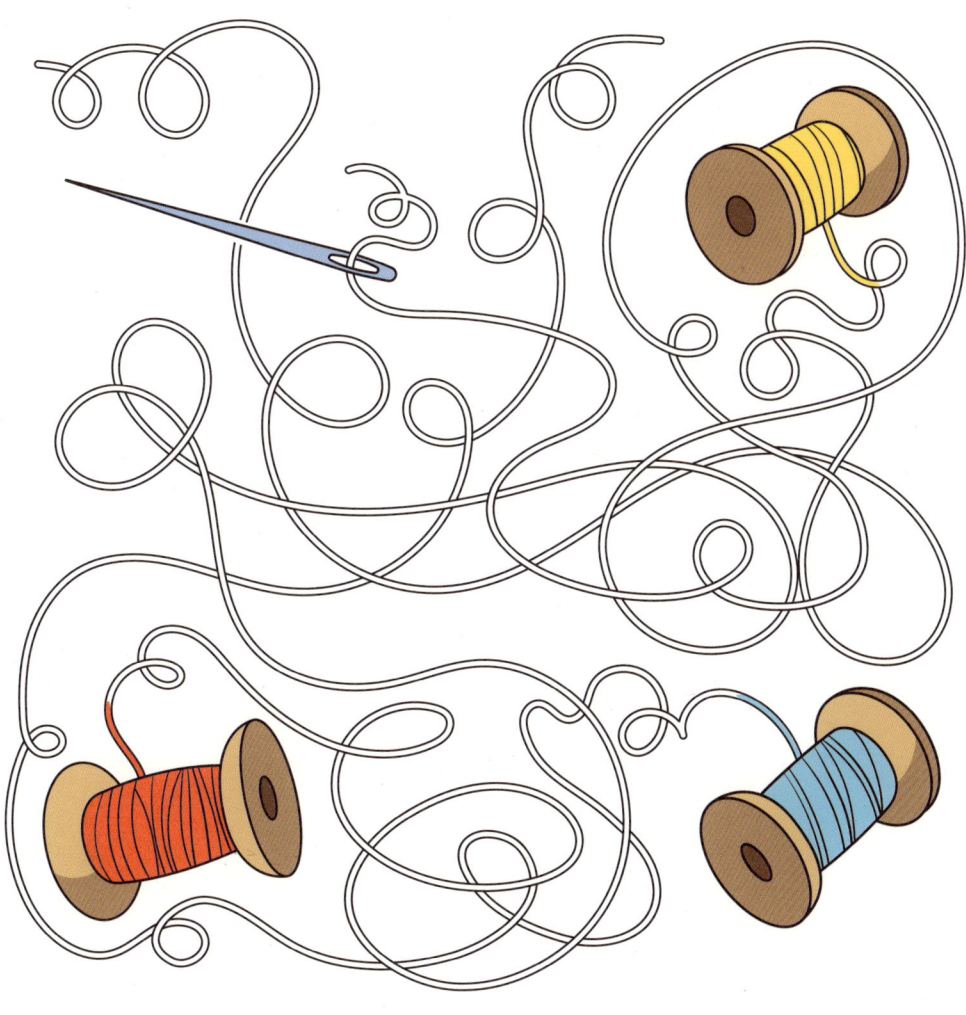

107 언어 집중력 트레이닝 **조건에 맞는 단어 찾기**

다음 조건에 맞는 물건을 보기에서 찾아 적어보세요.

난이도 ★★☆☆☆

맷돌, 침대, 칠판, 교탁, 책상, 꽃, 화분

조건

1. 학교에서 볼 수 있는 것은 삭제하기
2. 돌로 만들어진 것은 삭제하기
3. 살아 있는 것은 삭제하기

108 언어 집중력 트레이닝 **단어 유추하기**

다음 단어들 중에서 '생일' 하면 떠오르는 단어를 모두 골라보세요.

난이도 ★★☆☆☆

> 케이크, 이발, 나이, 계산기, 운동, 연필,
> 선물, 사우나, 스웨터, 파티, 책, 장례식

다음 단어들 중에서 '초록색' 하면 떠오르는 단어를 모두 골라보세요.

> 시금치, 책받침, 신호등, 파도, 튤립,
> 나뭇잎, 이끼, 구름, 잔디

109 수리 집중력 트레이닝 **마방진 게임**

오른쪽과 아래쪽 바깥에 있는 숫자는 표의 숫자를 모두 합한 것이에요.
과일에 들어갈 숫자는 무엇인지 적어보세요.
여기에 들어갈 숫자는 1부터 4까지 중 하나예요.

난이도 ★★☆☆☆

🍎	3	4	9
3	🍍	🍎	6
3	4	🍍	8
8	8	7	

🍎 🍍

114

110 수리 집중력 트레이닝 **암호 풀기**

아래의 표에서 보기의 암호를 풀어 어떤 동물인지 맞춰보세요.

난이도 ★★★★☆

암호

1. g★+g●+a●+g●
2. ●f+♡c+★d+g●+h★+h★+h♡

	a	b	c	d	e	f	g	h
★	ㄱ	ㄴ	ㄷ	ㄹ	ㅁ	ㅂ	ㅅ	ㅇ
●	ㅈ	ㅊ	ㅋ	ㅌ	ㅍ	ㅎ	ㅏ	ㅑ
♡	ㅓ	ㅕ	ㅗ	ㅛ	ㅜ	ㅠ	ㅡ	ㅣ

1. ☐☐   2. ☐☐☐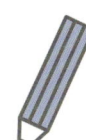

111 시각 집중력 트레이닝 같은 그림 찾기

그림을 자세히 보고 똑같은 그림자를 보기에서 찾아 동그라미 해보세요.

난이도 ★☆☆☆☆

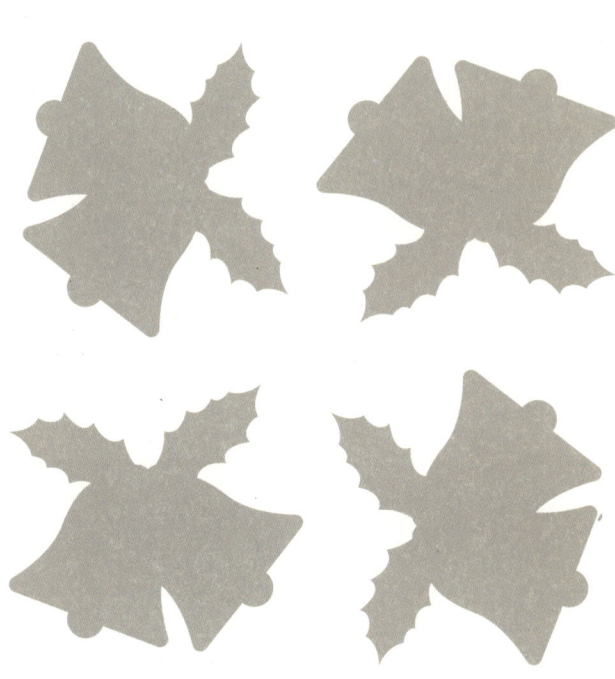

112 시각 집중력 트레이닝 다른 그림 찾기

2개의 그림을 자세히 살펴본 다음 서로 다른 10개를 찾아 아래 그림에 동그라미 해보세요.

난이도 ★★★★★

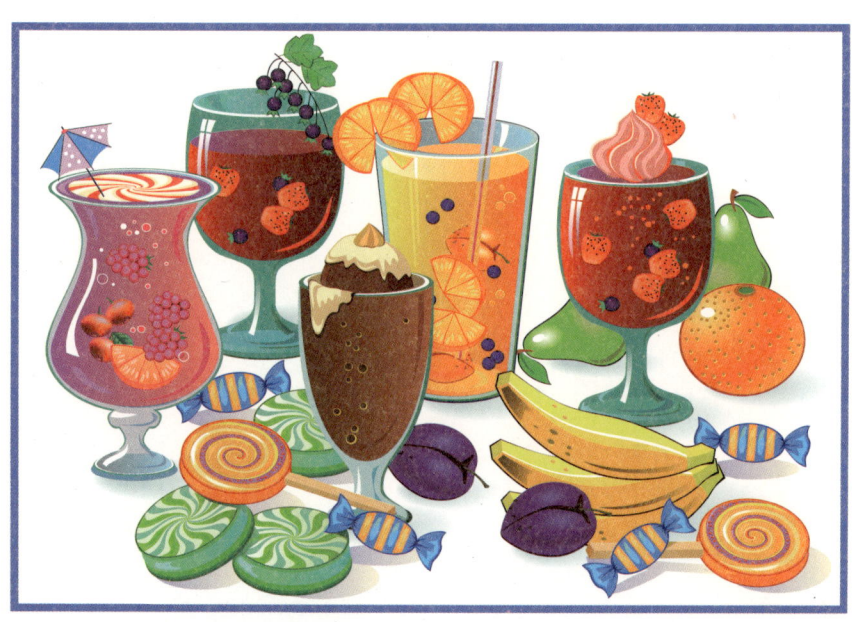

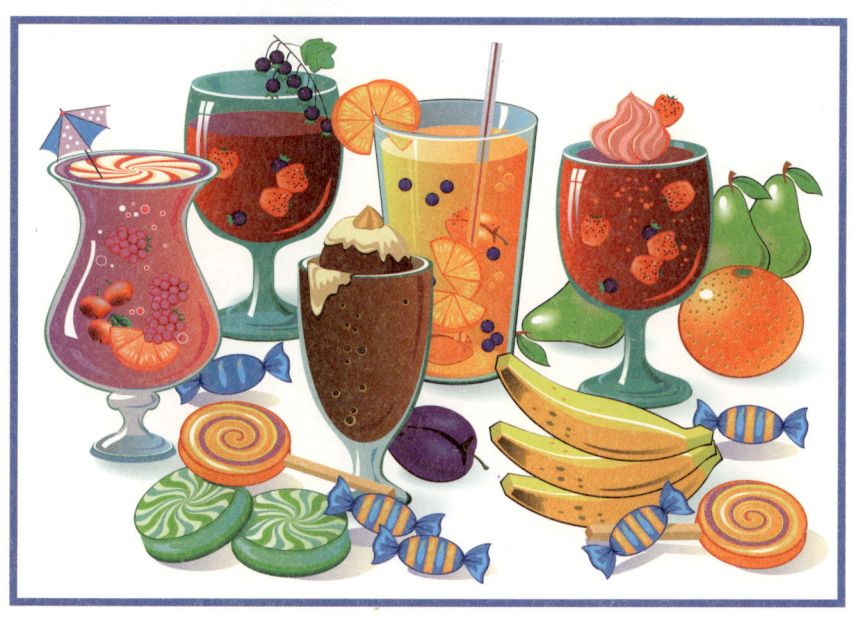

113 시각 집중력 트레이닝 숨은 그림 찾기

그림을 자세히 살핀 다음 보기의 물건들을 찾아 동그라미 해보세요.

난이도 ★★☆☆☆

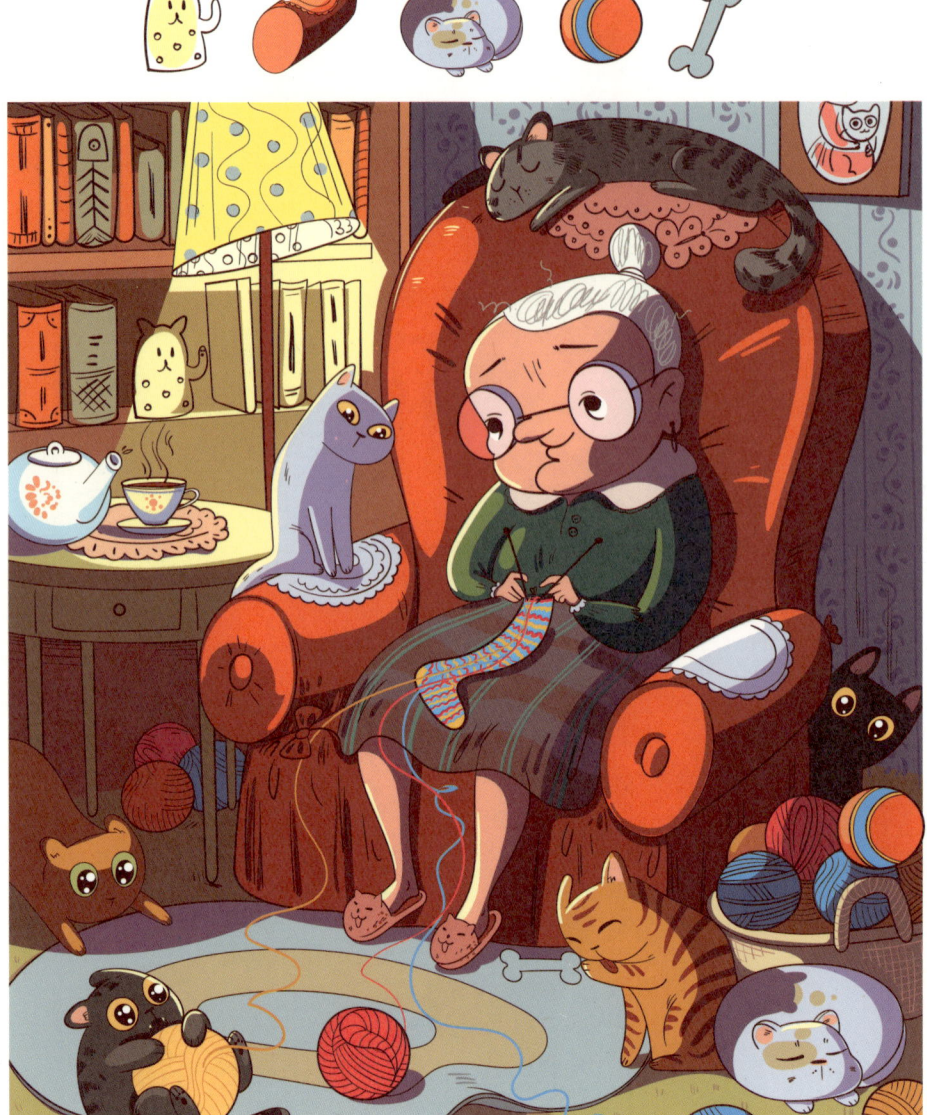

114 공간 집중력 트레이닝 **퍼즐 조각 찾기**

여러 개의 도형으로 이루어진 그림을 본 다음 어떤 도형들로 이뤄졌는지 아래에서 찾아보세요.

난이도 ★★☆☆☆

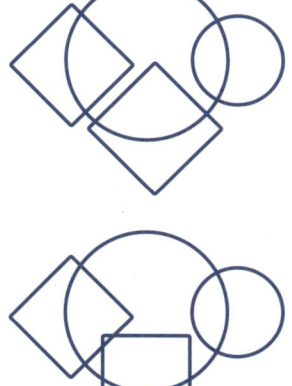

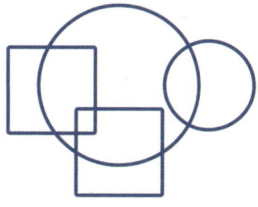

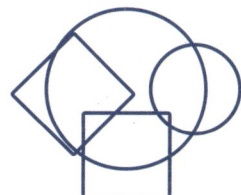

115 공간 집중력 트레이닝 **미로 찾기**

★에서 ▲로 가려면 미로를 통과해야 해요. 어느 길로 가야 통과할 수 있는지 선을 그어보세요.

난이도 ★★☆☆

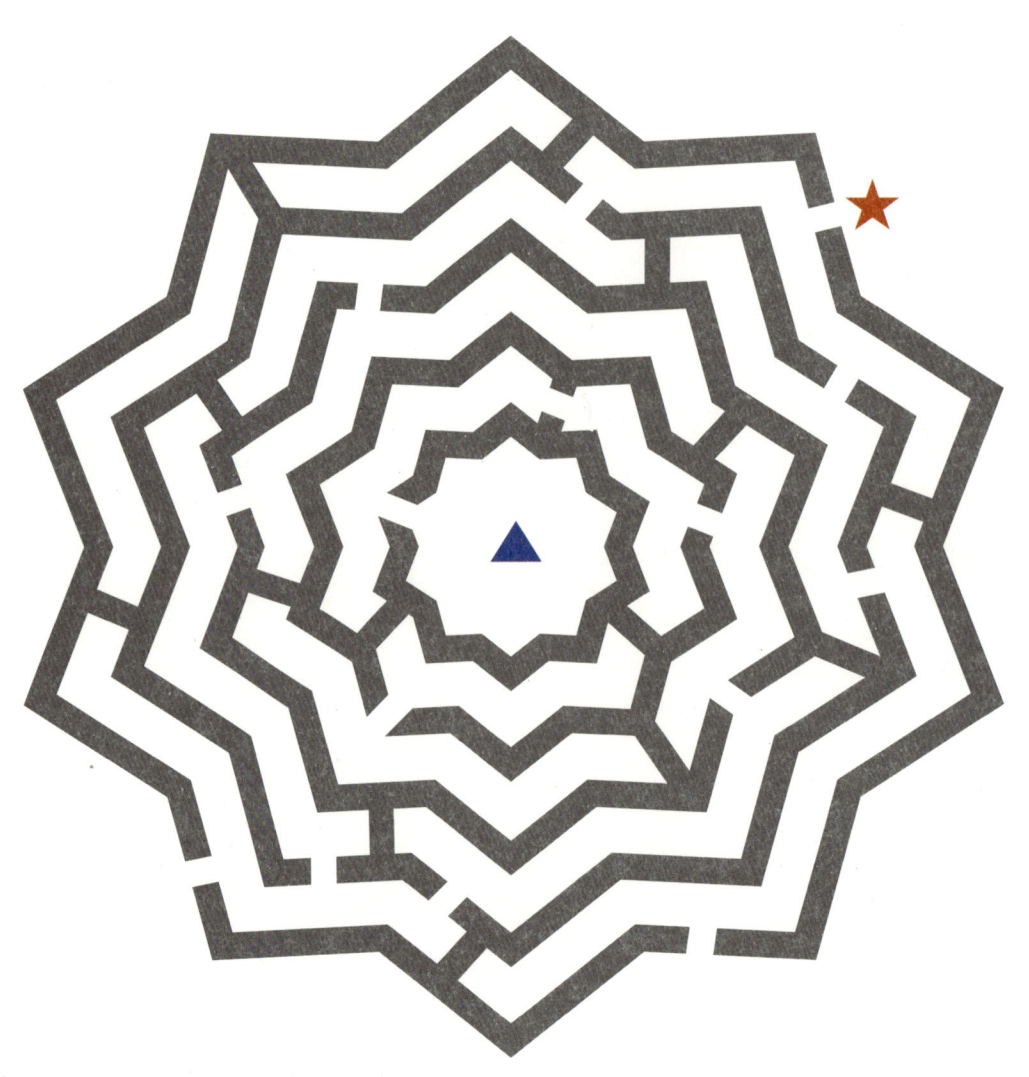

116 공간 집중력 트레이닝 **선 잇기**

1번부터 순서대로 선을 그어 다시 1번까지 돌아오도록 해 호랑이의 형태를 완성해보세요.

난이도 ★☆☆☆☆

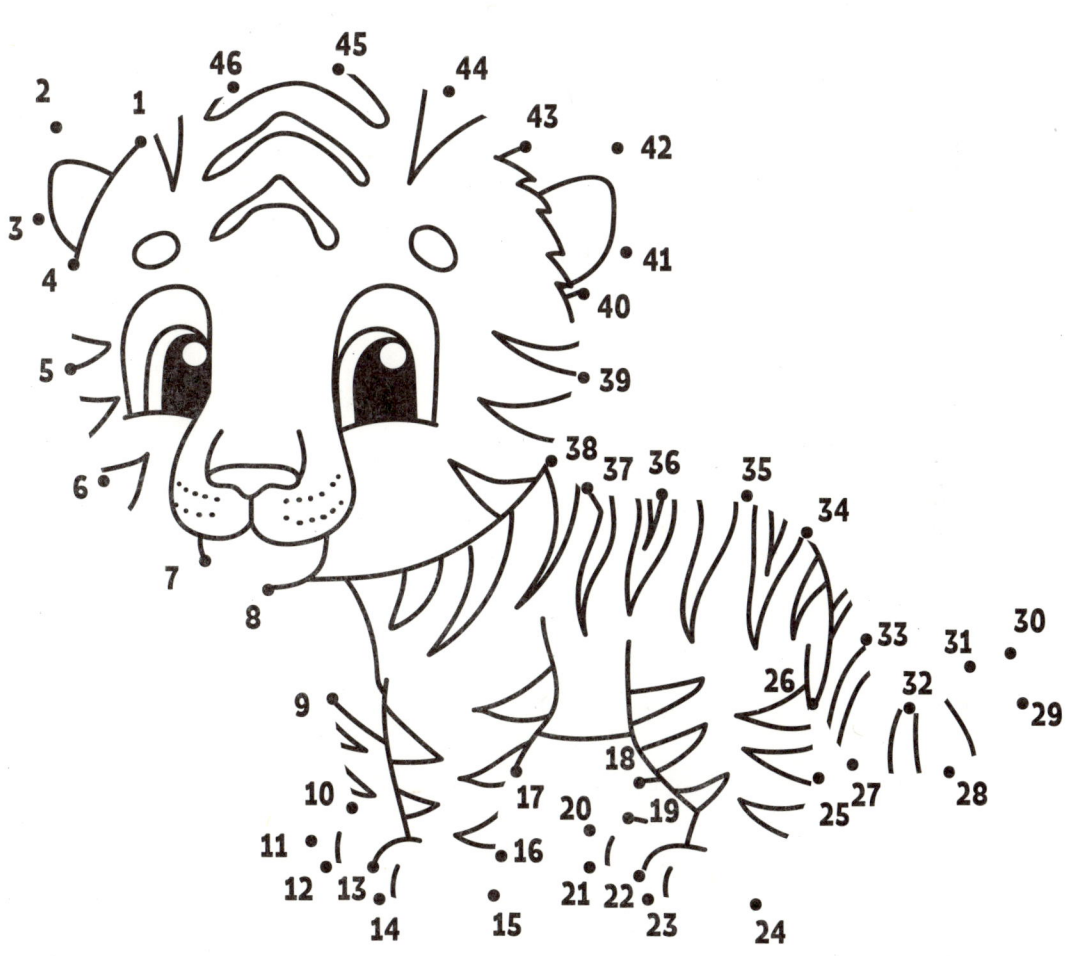

117 언어 집중력 트레이닝 **끝말 잇기**

끝말 잇기예요. 빈칸에 들어갈 단어를 자유롭게 써보세요.

난이도 ★★★☆☆

- 소나무 — 무나물 — (   ) — 기둥 — 둥지
- 도라지 — 지리산 — (   ) — 이불 — 불조심
- 공부방 — 방망이 — (   ) — 소나무

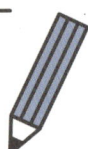

118 언어 집중력 트레이닝 **같은 성질 찾기**

다음 단어들 중에서 '노란색'과 관련된 것을 모두 골라보세요.

난이도 ★★★☆☆

달걀, 신호등, 밥, 돈, 테이프, 버터, 옥수수,
책상, 컴퓨터, 벽돌, 레몬, 참외, 병아리

다음 단어들 중에서 성질이 같은 것을 모두 골라보세요.

빨강, 노랑, 파랑, 초록, 잎, 커튼,
수영장, 주황, 보라, 검정, 바람, 살랑, 장독

| 119 | 수리 집중력 트레이닝 **마방진 게임** |

마방진은 가로, 세로, 대각선의 합을 모두 같게 만드는 숫자 게임이에요.
빈칸에 들어갈 숫자는 각각 무엇인지 적어보세요.

난이도 ★★☆☆☆

8		6
3	5	
	9	2

120 수리 집중력 트레이닝 **추리하기**

다음 문제의 규칙을 보고 빈칸에 숫자를 적어보세요.

난이도 ★★☆☆☆

고양이 + 6 = 10

6 - 다람쥐 = 3

고양이 + 다람쥐 =

5 + 전나무 = 9

전나무 - 잣나무 = 3

5 - 잣나무 =

121 시각 집중력 트레이닝 같은 그림 찾기

보기의 그림과 같은 열쇠를 아래에서 찾아 선으로 이으세요.

난이도 ★★☆☆

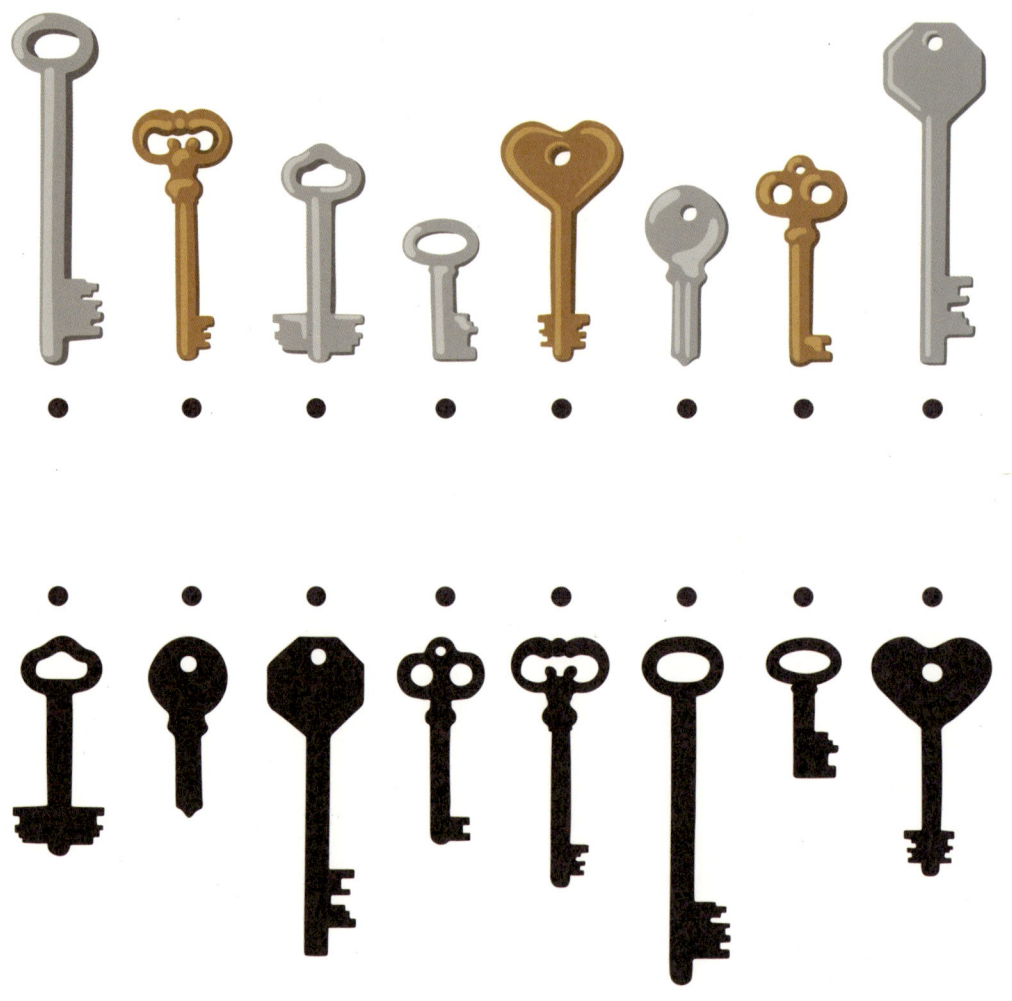

122 시각 집중력 트레이닝 다른 그림 찾기

2개의 그림을 자세히 살펴본 다음 서로 다른 4개를 찾아 아래 그림에 동그라미 해보세요.

난이도 ★★☆☆☆

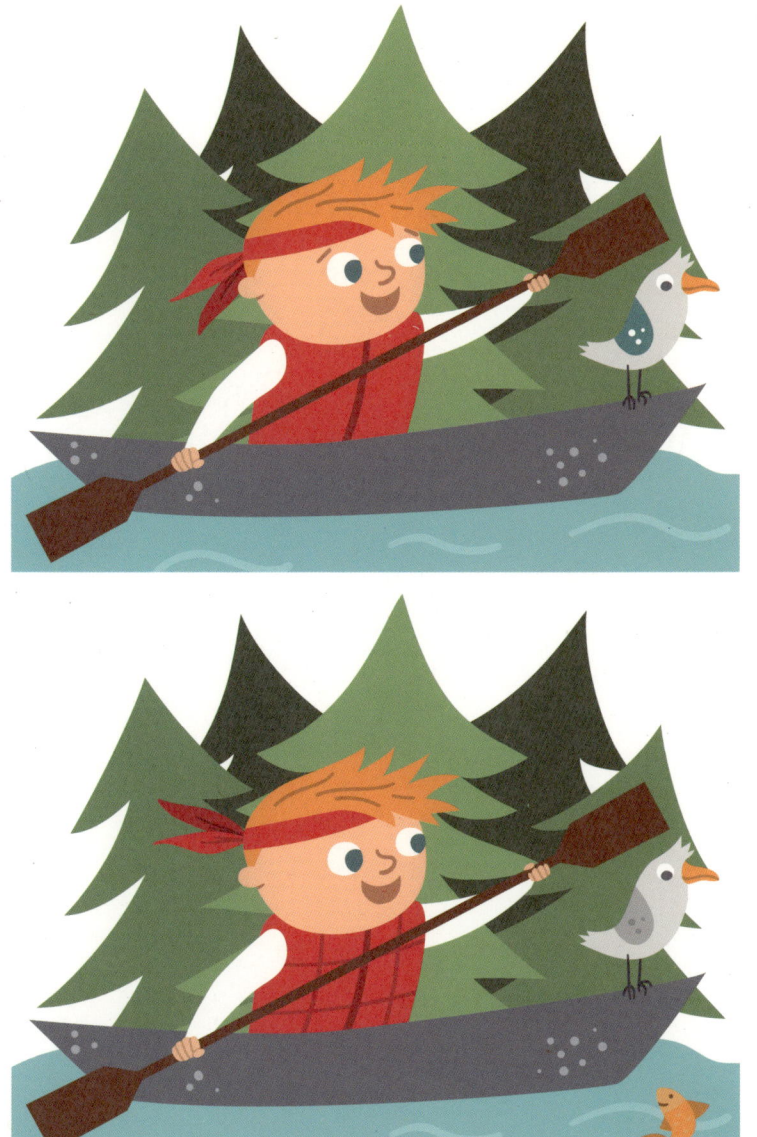

123 시각 집중력 트레이닝 숨은 그림 찾기

다음 그림을 보고 물고기가 몇 마리 숨어 있는지 찾아 숫자를 적어보세요.

난이도 ★★☆☆☆

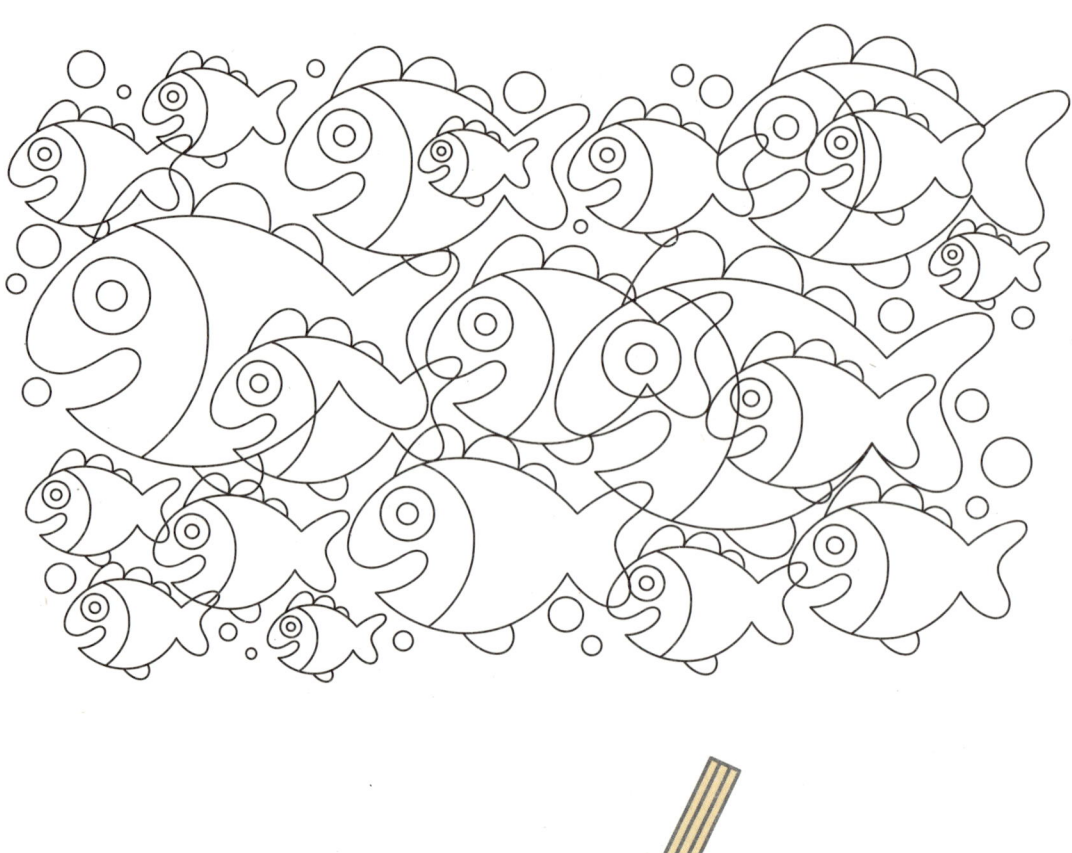

124 공간 집중력 트레이닝 퍼즐 조각 찾기

보기의 자물쇠와 맞는 열쇠를 고르세요.

난이도 ★★★☆☆

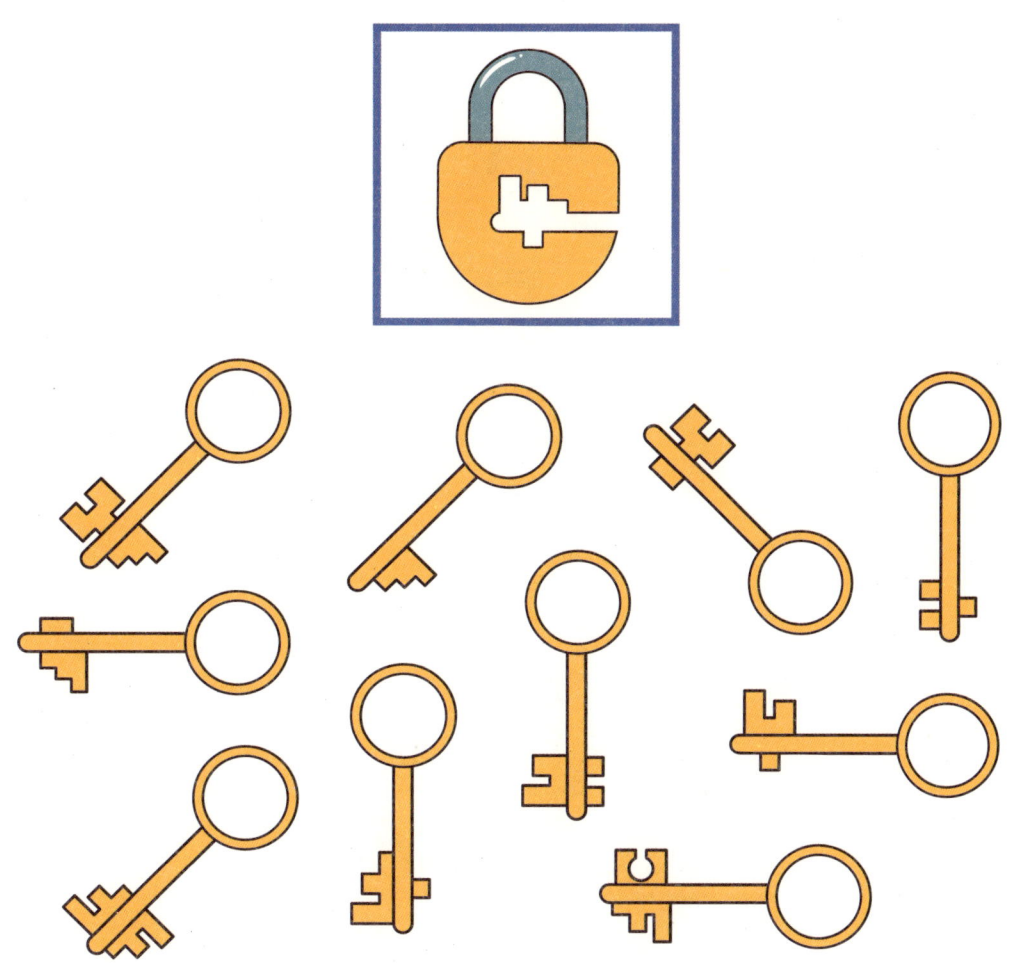

125 공간 집중력 트레이닝 **미로 찾기**

★에서 ▲로 가려면 미로를 통과해야 해요. 어느 길로 가야 통과할 수 있는지 선을 그어보세요.

난이도 ★★☆☆☆

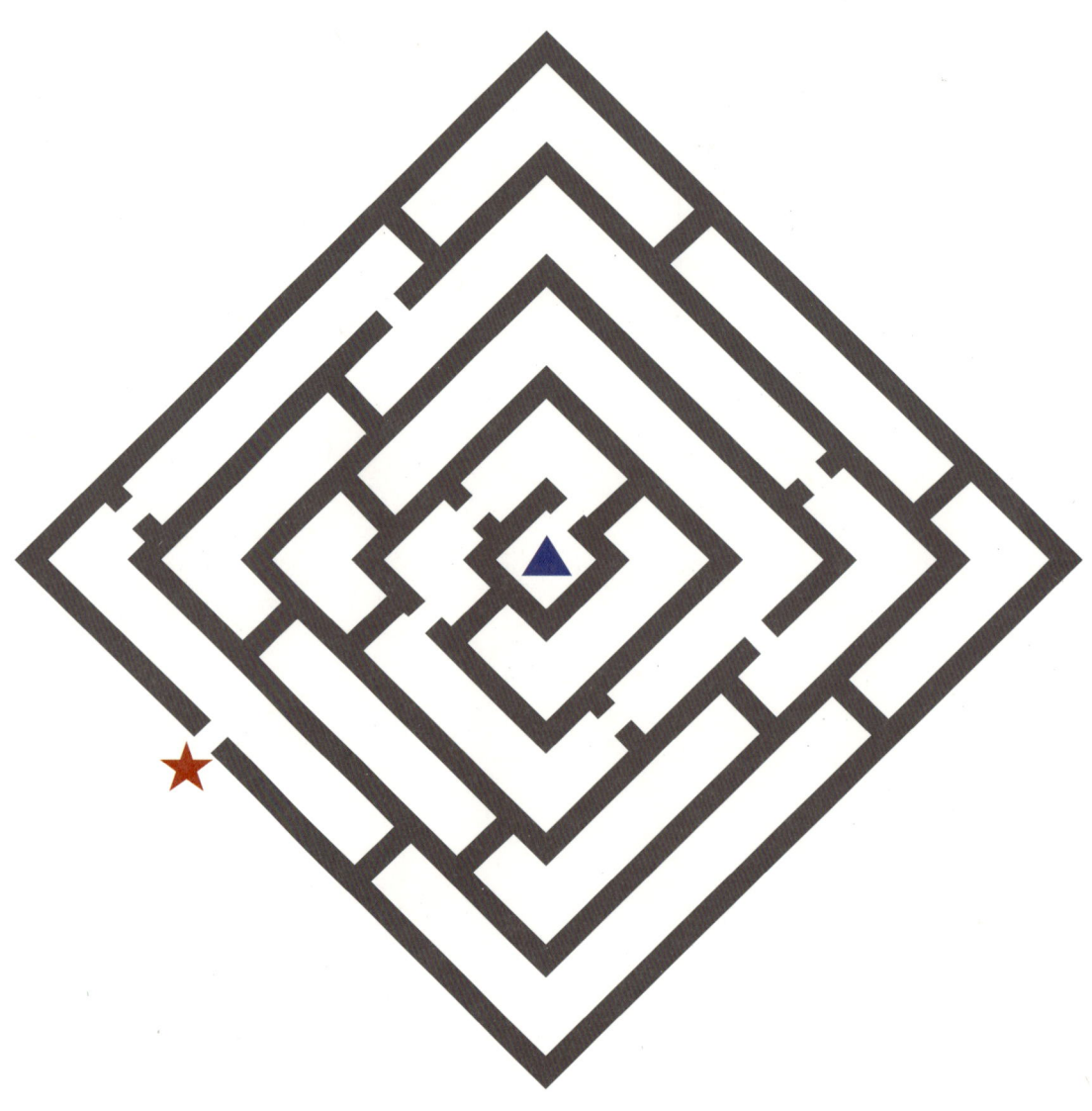

126 공간 집중력 트레이닝 선 잇기

왼쪽 그림과 똑같이 오른쪽 그림에 선을 그어 형태를 완성하세요.

난이도 ★★★☆☆

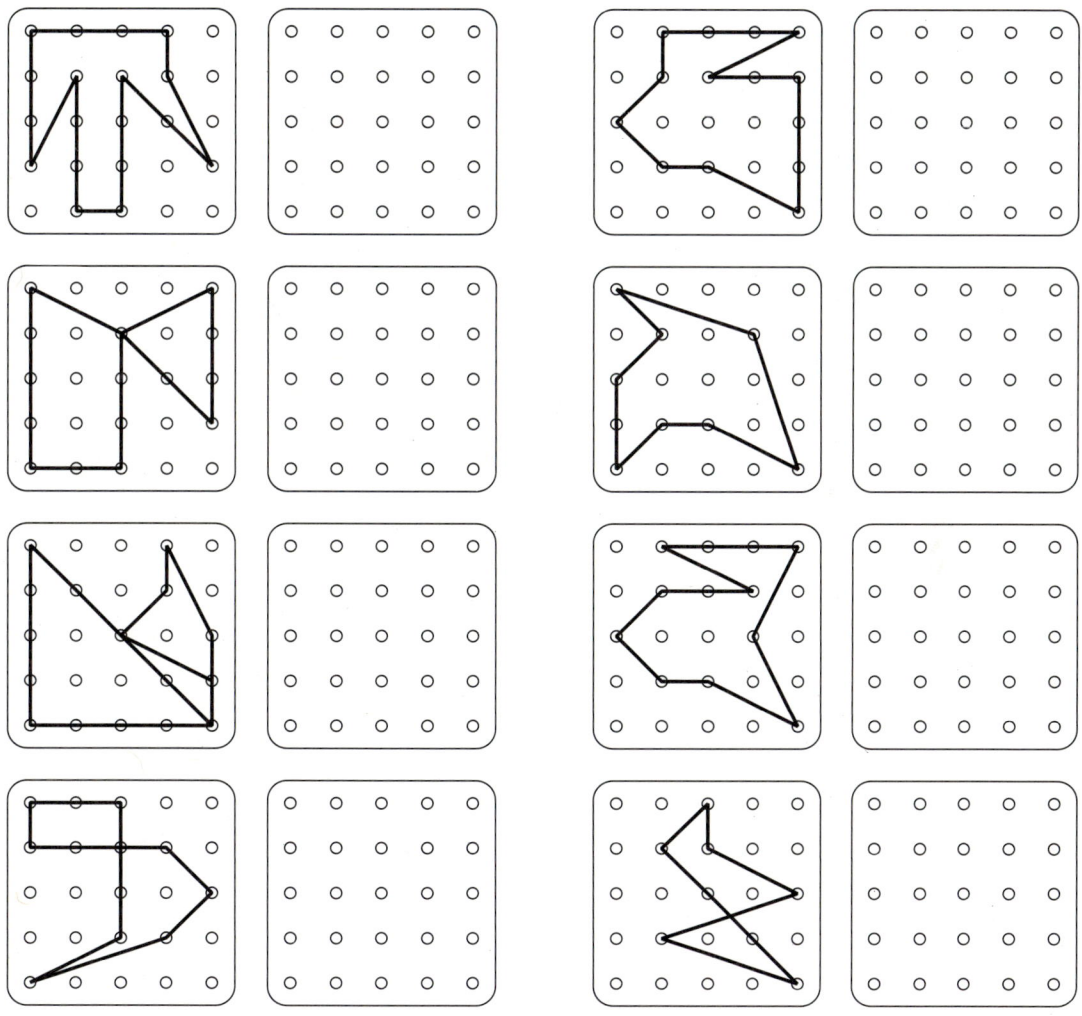

127 언어 집중력 트레이닝 끝말 잇기

끝말잇기예요. 괄호 안에 들어갈 단어를 자유롭게 써보세요.

난이도 ★★☆☆☆

📍 보름달 — 달맞이 — (　　) — 불쏘시개

📍 재미동포 — 포항 — (　　) — 구속

📍 산책 — (　　) — 방송국 — 국간장 — (　　)
— 철조망 — 망부석 — (　　) — 물방개

128 언어 집중력 트레이닝 같은 성질 찾기

다음 단어들 중에서 성질이 같은 것에 동그라미 해보세요.

난이도 ★★☆☆☆

원피스, 바지, 점퍼, 재킷,
티셔츠, 바늘, 실, 재봉, 스커트, 옷감, 단추

새해, 입춘, 춘분, 대서, 입추,
우수, 설날, 경칩, 첫눈, 청명, 방학, 겨울

어린이, 변호사, 디자이너, 여행,
어르신, 유치원, 요리사, 운동장

129 수리 집중력 트레이닝 **마방진 게임**

마방진은 가로, 세로, 대각선의 합을 모두 같게 만드는 숫자 게임이에요.
빈칸에 사과, 바나나, 귤 대신 들어갈 숫자는 각각 무엇인지 적어보세요.

난이도 ★★★☆☆

16	🍎	2	13
5	10	🍌	8
🍊	6	7	12
4	15	14	1

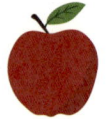   

130 수리 집중력 트레이닝 **암산하기**

다음 질문의 답을 모두 합해 적어보세요.

난이도 ★★☆☆

- 개천절이 들어 있는 달은?
- 호랑이의 다리 개수는?
- 하루는 몇 시간일까?
- 고희는 몇 살일까?
- 우리나라에서 올림픽이 열렸던 해는?

뇌가 젊어지는
집중력 퀴즈 정답

01 ········ 6쪽

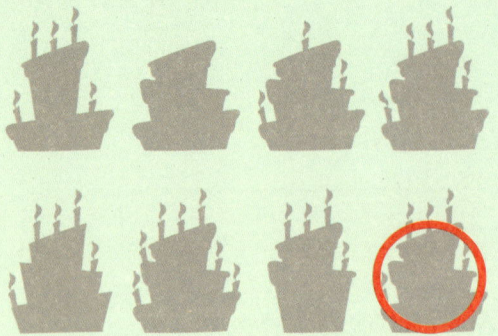

02 ········ 7쪽

03 ········ 8쪽

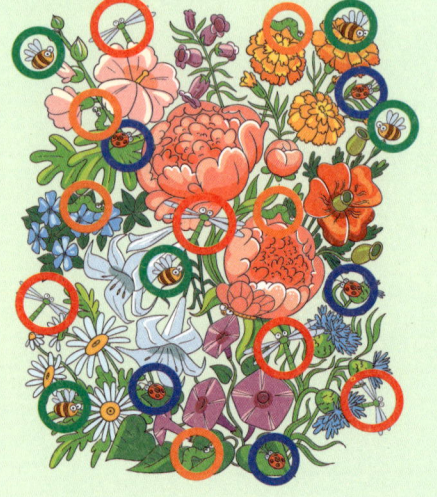

04 ········ 9쪽

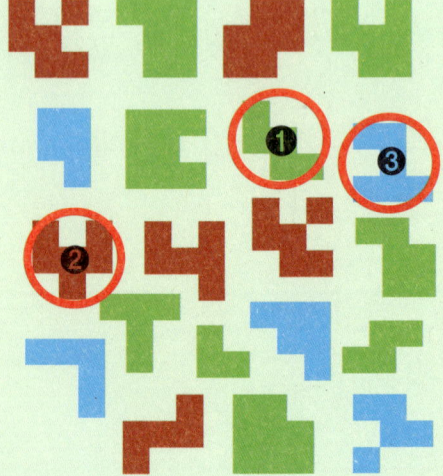

05 ········· 10쪽

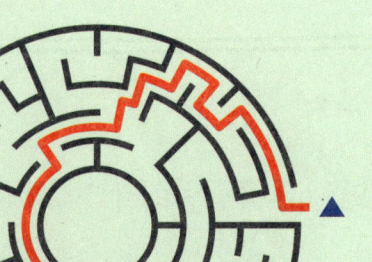

06 ········· 11쪽

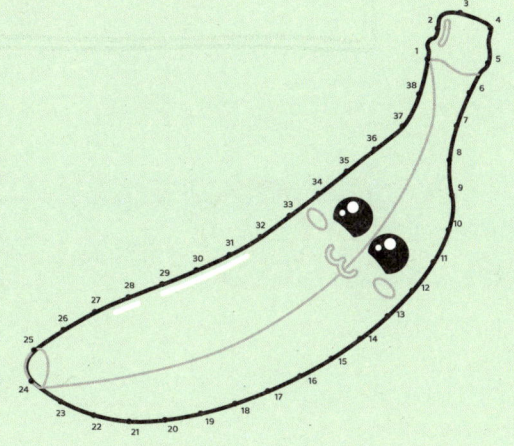

07 ········· 12쪽
오바오 오바포 오파포 (오바푸) 우파포 오바뿌
빠아기리기 빠이기러기 (빠아기러기) 빠이기러기 빠아기리가
제경븜돌 (제경봄돌) 제경돌봄 제봄돌경 제경븜들

08 ········· 13쪽
정말로 즐겁고 행복한 나날이란 멋지고 놀라운 일이 일어나는 날이 아니에요. 진주 알들이 알알이 한 줄로 꿰어지듯이 소박하고 작은 기쁨들이 조용히 이어지는 날들이에요.
웃을 수 있는 한, 인생을 살아갈 가치가 있다고 느껴요. **23개**

09 ········· 14쪽
17, 18, 8, 4, 14, 8, 10

10 ········· 15쪽
❶ 2 ❷ 5

11 .... 16쪽   **12** 17쪽

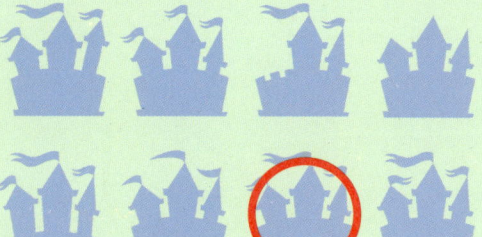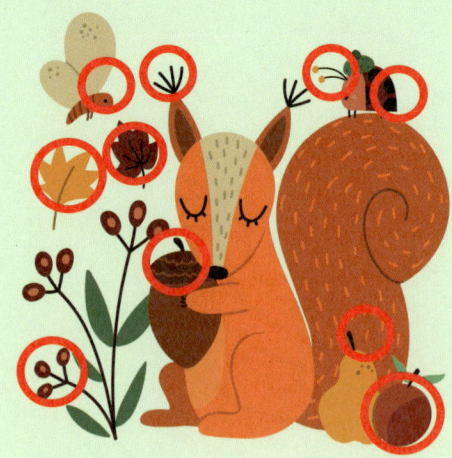

13 .... 18쪽   **14** 19쪽

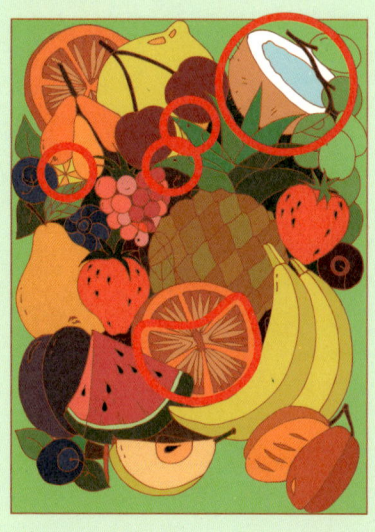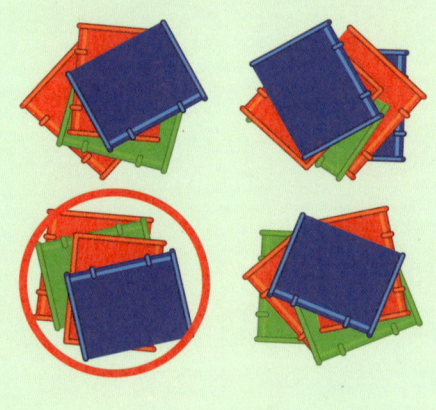

15 .... 20쪽   **16** 21쪽

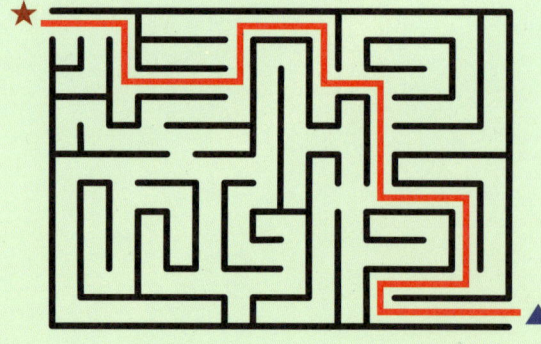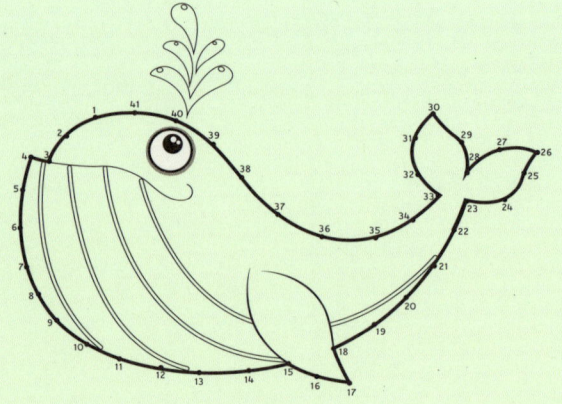

17 ········· 22쪽

고화령 령화고 ⭕화령고 화고령 영고화 보화령
⭕산정말연 연정산말 정산연말 말연산정 산정연말
선남호는내리비 호남비내리선 ⭕선남호는리내비 선남호리내는비 내리호비는남선

18 ········· 23쪽

나는 지식인이라고는 생각지 않는다. 나는 구도자였고 지금도 그렇지만 더 이상 별과 책에서 지혜를 찾지 않고 대신 내 안에서 피가 속삭이는 가르침에 귀를 기울이기 시작했다. 내 이야기는 만들어낸 이야기처럼 달콤하거나 잘 다듬어지지도 않았다. 내 이야기는 더 이상 자신을 거짓을 안치 않는 모든 이들의 삶처럼 어리석음과 혼돈, 광기의 맛이 난다. **38개**

19 ········· 24쪽

12, 10, 10, 13, 24, 30, 26

20 ········· 25쪽

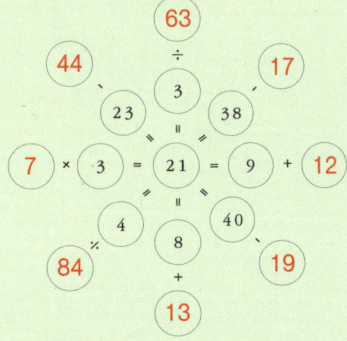

21 ········· 26쪽

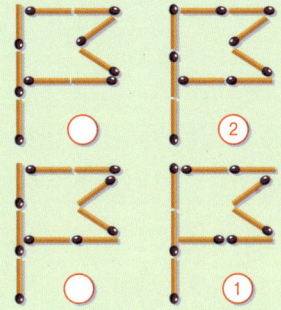

22 ········· 27쪽

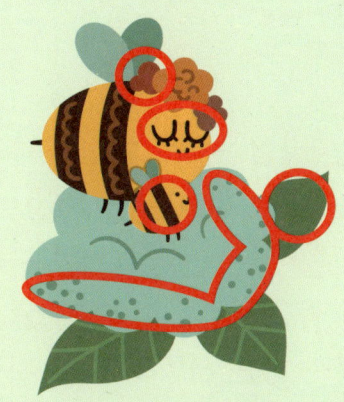

23 ········ 28쪽

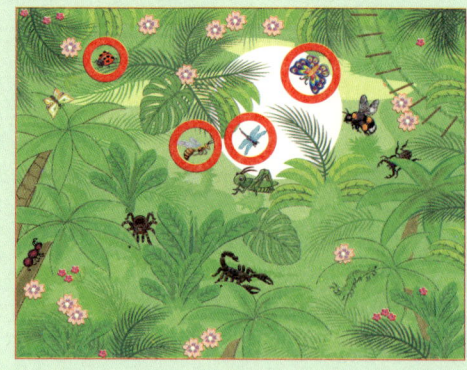

24 ········ 29쪽

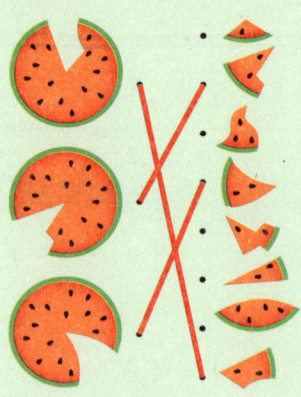

25 ········ 30쪽

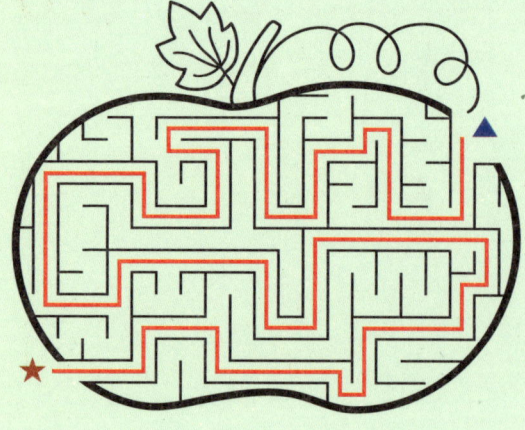

26 ········ 31쪽

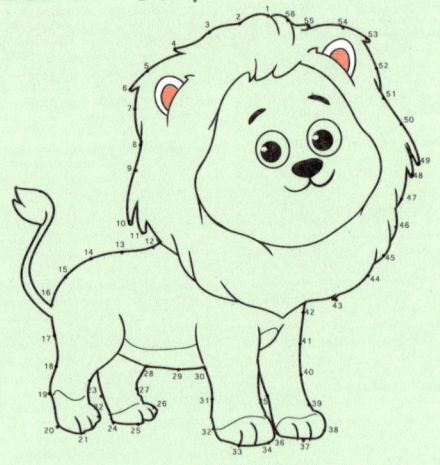

27 ········ 32쪽

시계모래 래시계모 계모래시 계시래모 시래계모 모배개시

부승지막마 부승막지마 승부막지마 마승지막부 부승막도마

도청철 철청도 청도철 추정도 청도첩

28 ········ 33쪽

노인은 깡마르고 야위었으며 목덜미에는 주름이 깊게 잡혀 있었다. 양쪽 뺨에는 열대 지방의 바다가 반사하는 햇볕으로 인한 양성 피부암의 갈색 반점들이 나 있었다. 갈색 반점은 얼굴 아래까지 번져 있었고 두 손에는 무거운 고기를 다루다가 새긴 상처가 깊게 파여 있었다. 어느 것 하나 새로 생긴 상처는 아니었다. 고기가 살지 않는 사막의 침식 지형만큼이나 오래된 것들이었다. **9개**

29 ·········· 34쪽
41, 44, 23, 51, 88, 78, 40

30 ·········· 35쪽

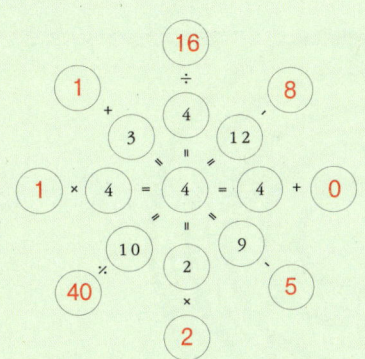

31 ·········· 36쪽

32 ·········· 37쪽

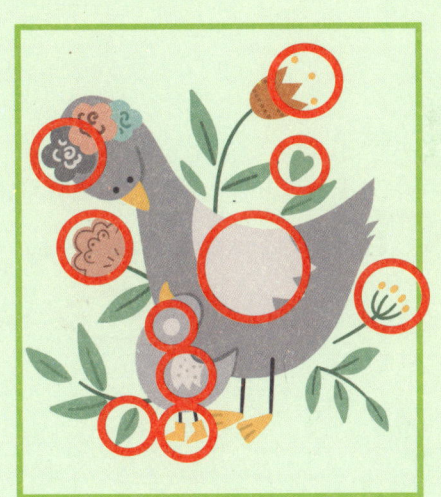

33 ·········· 38쪽

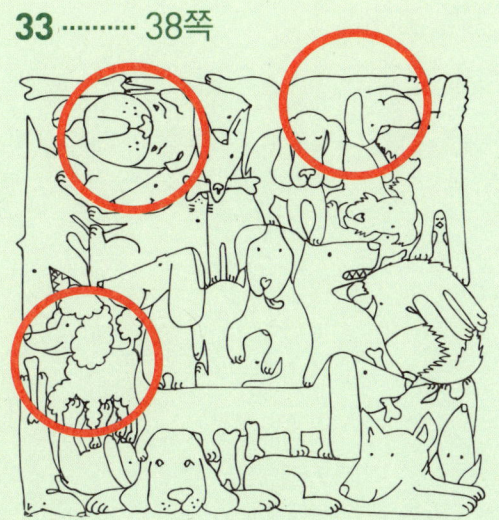

34 ·········· 39쪽

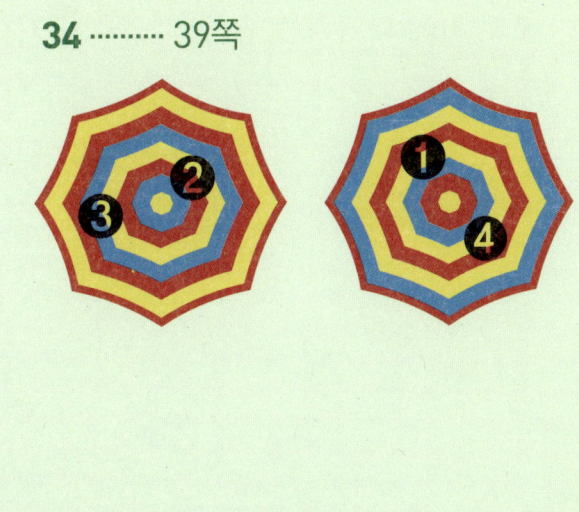

35 ········ 40쪽

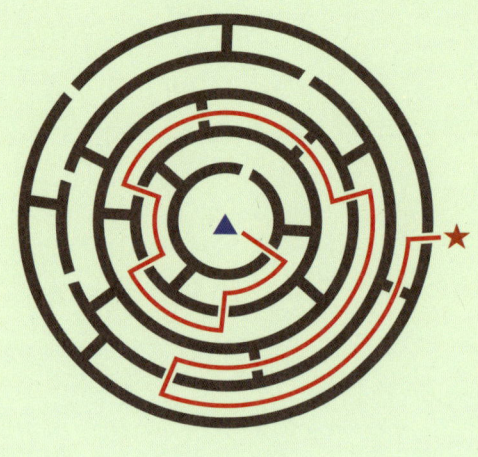

36 ········ 41쪽

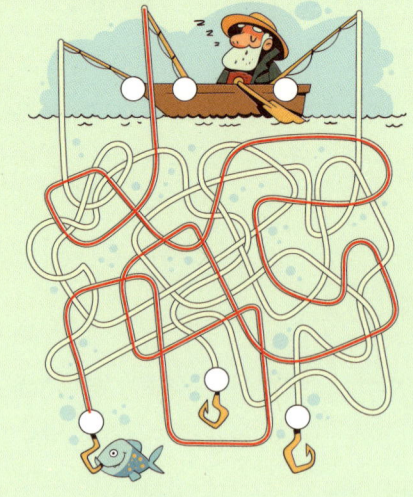

37 ········ 42쪽
스트테 ㉢트스테㉣ 스트레스 테트스 테트리스 트소타
㉢로도속고㉣ 도로고속 속도로고 로속고도 고속국도
연인과파리 인연의파리 ㉢인연의리파㉣ 리의연파인 파연인리의

38 ········ 43쪽
어른들은 내게 보아뱀의 안쪽을 그린 것이든 바깥쪽을 그린 것이든 집어치우고 지리, 역사, 수학, 문법이나 열심히 공부하라고 충고했다. 그것이 내가 여섯 살 나이에 화가라는 멋진 직업을 ㉠포㉡기한 이유였다.
나는 내 그림 1호와 2호가 성공을 거두지 못한 것 때문에 실망했다. 어른들은 스스로는 어떤 것도 이해하지 못한다. 아이들은 언제나 그런 어른들에게 설명해야 하므로 ㉠포㉡곤하기만 하다. **2개**

39 ·········· 44쪽
- 2, +2 4, +2 6, +2 8, +2 10, +2 **12**
- 5, +5 10, +5 15, +5 20, +5 **25**
- 3, ×2 6, ×2 12, ×2 24, ×2 **48**
- 100, -10 90, -10 80, -10 70, -10 **60**
- 7, +7 14, +7 21, +7 28, +7 **35**
- 9, +9 18, +9 27, +9 36, +9 **45**
- 30, -3 27, -3 24, -3 21, -3 **18**

40 ·········· 45쪽

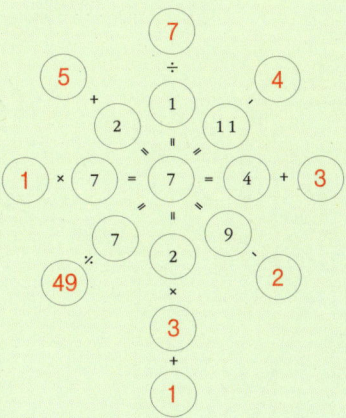

41 ·········· 46쪽

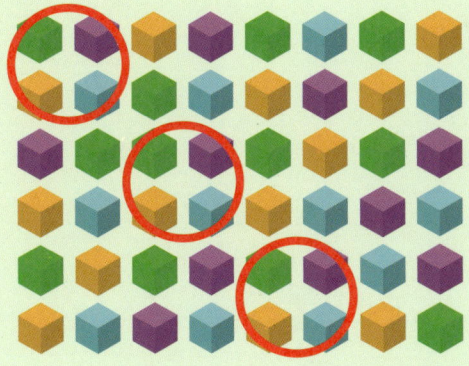

42 ·········· 47쪽

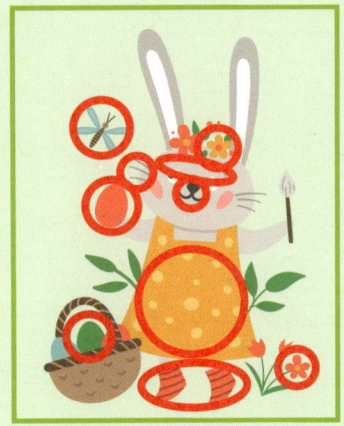

43 ·········· 48쪽

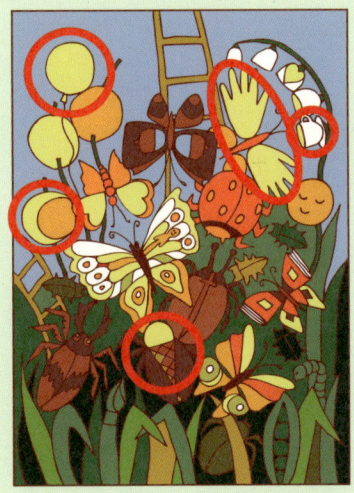

44 ·········· 49쪽

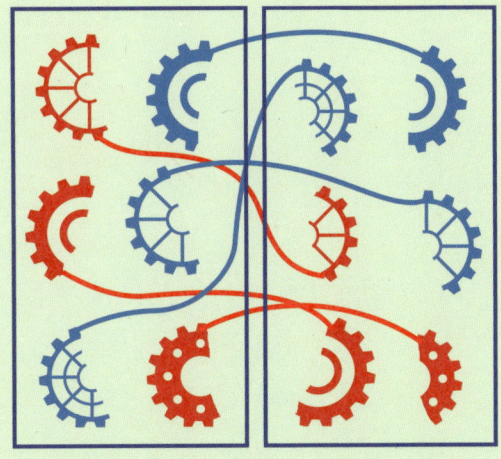

45 .... 50쪽

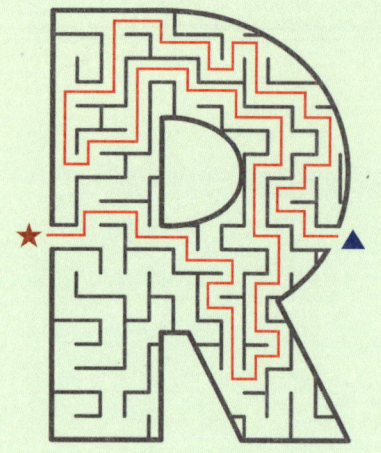

46 .... 51쪽

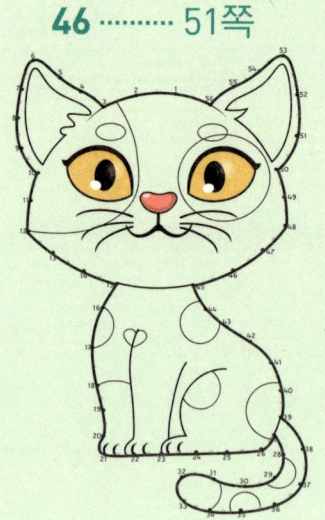

47 .... 52쪽

(닥스코) 스닥코 코바코 코스요리 스타코 닥코스

(사모삼조) 모삼조사 삼모사조 사모님 사무리사

운동새마을 마을운동회 (동운을마새) 동운을새마 동운마새을

48 .... 53쪽

토끼굴은 어느 정도까지는 터널처럼 곧게 이어지는가 싶더니 갑자기 아래로 쑥 꺼졌다. 너무 갑작스러워서 앨리스는 멈춰 서야겠다고 생각할 겨를도 없이 깊은 굴 속으로 떨어지고 말았다.

굴이 무척 깊어서였을까, 아니면 앨리스가 아주 천천히 떨어져서일까? 떨어져 내려가면서 앨리스는 주변을 돌아보기도 하고 다음엔 무슨 일이 생길지 궁금해 하기도 했다. **12개**

49 .... 54쪽

- 2, ×2 4, ×2 8, ×2 **16**, ×2 32, ×2 64
- 10, +5 15, +5 **20**, +5 25, +5 **30**, +5 35, +5 40
- 7, ×2 14, ×2 28, ×2 56, ×2 **112**, ×2 224
- 21, +3 24, +4 28, +5 33, +6 **39**, +7 46
- 25, +5 30, +7 37, +9 46, +11 **57**, +13 70
- 11, +4 15, +8 23, +12 **35**, +16 51, +20 71

50 .... 55쪽

4	2	1	3
2	3	4	1
1	4	3	2
3	1	2	4

51 ····· 56쪽
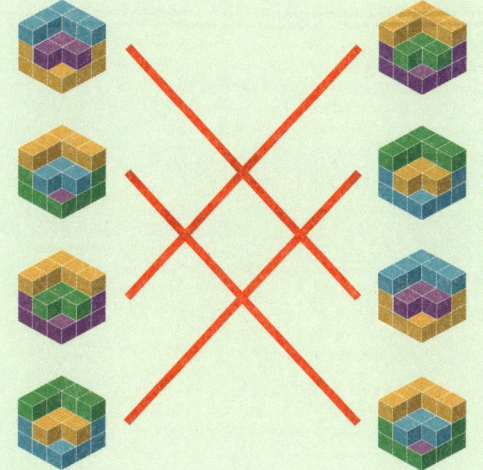

52 ····· 57쪽
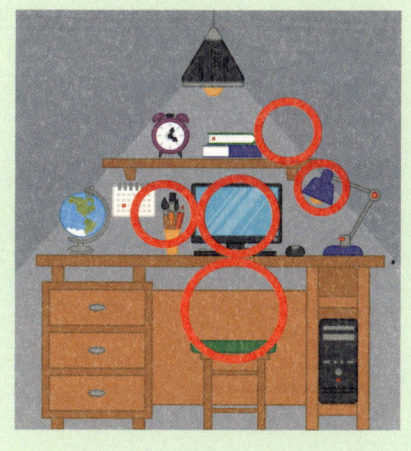

53 ····· 58쪽
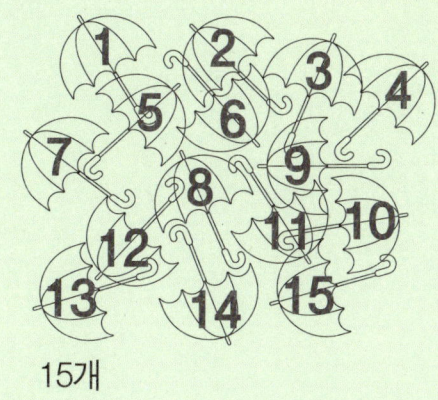

15개

54 ····· 59쪽
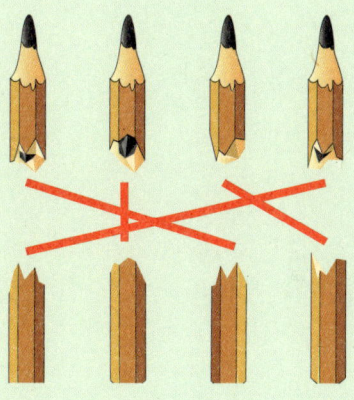

55 ····· 60쪽
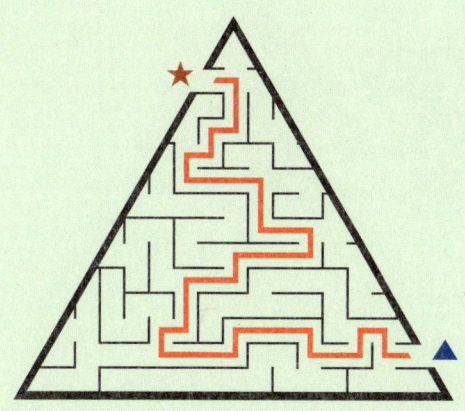

56 ····· 61쪽
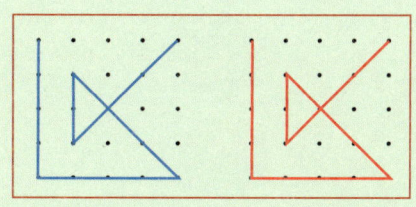
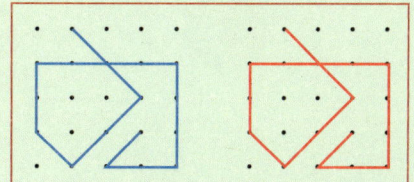

57 ······ 62쪽

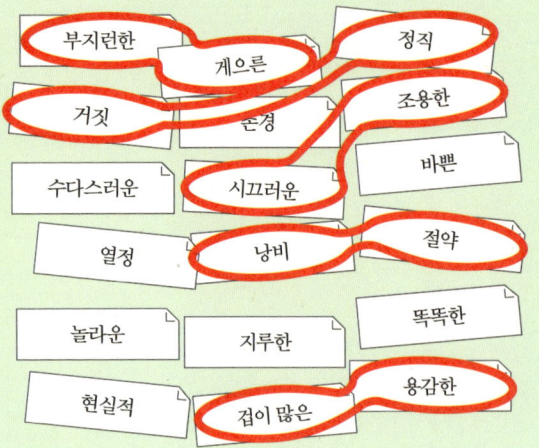

58 ······ 63쪽

학교, 불쏘시개, 모험

59 ······ 64쪽

- 9, +9 18, +9 27, +9 36 +9 **45**
- 17, +17 34, +17 51, +17 68, +17 **85**
- 50, -1 49, -2 47, -3 44, -4 **40**
- 33, -5 28, -4 24, -3 21, -2 **19**
- 2, +3 5, +5 10, +7 17, +9 **26**
- 30, -2 28, -3 25, -4 21, -5 **16**
- 90, -1 89, -2 87, -3 84, -4 **80**

60 ······ 65쪽

3	2	1	4
2	3	4	1
1	4	3	2
4	1	2	3

61 ······ 66쪽

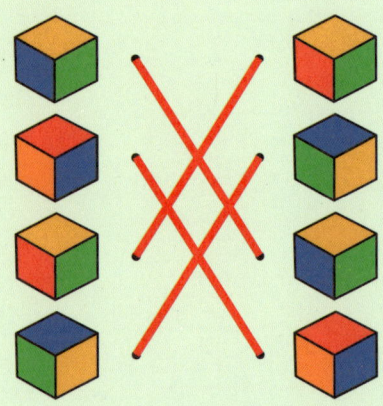

62 ······ 67쪽

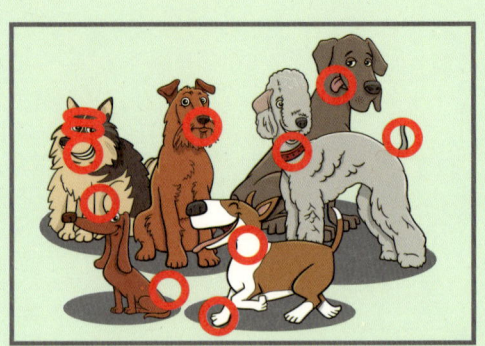

63 ······ 68쪽

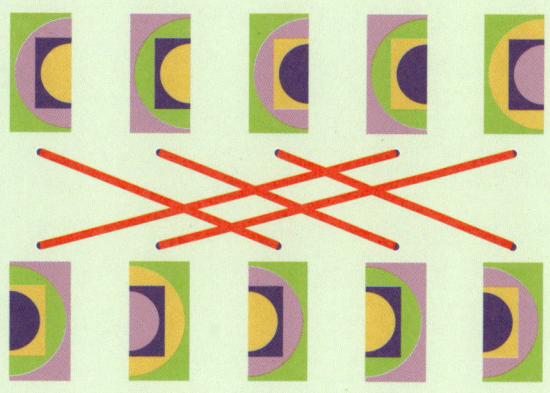

64 ······ 69쪽

65 ······ 70쪽

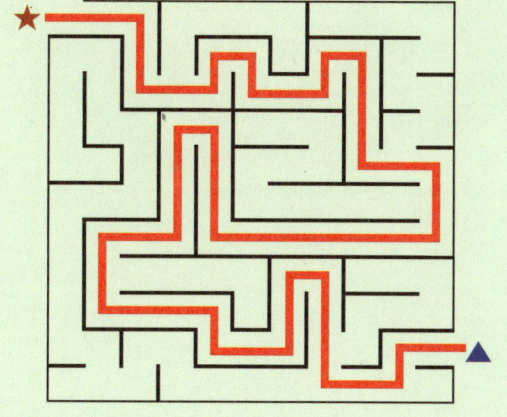

66 ······ 71쪽

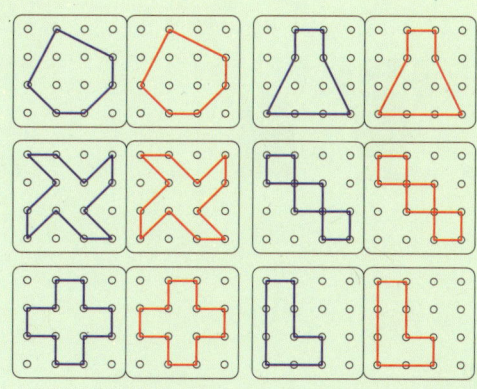

67 ······ 72쪽

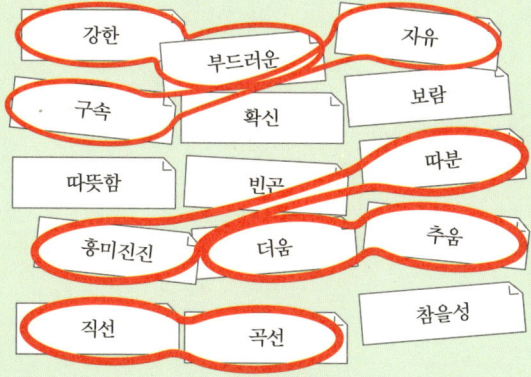

68 ······ 73쪽

머리카락, 겨드랑이, 하늘

69 ········ 74쪽

- 5, ×2 10, ×2 20, ×2 **40**, ×2 80
- 11, -4 **7**, -3 4, -2 2, -1 1
- 7, ×2 14, ×2 28, ×2 **56**, ×2 112
- 4, +3 7, +4 11, +5 **16**, +6 22
- 50, -1 49, -2 47, -3 **44**, -4 40

70 ········ 75쪽

5	4	2	3	1
3	5	1	2	4
4	3	5	1	2
1	2	3	4	5
2	1	4	5	3

71 ········ 76쪽

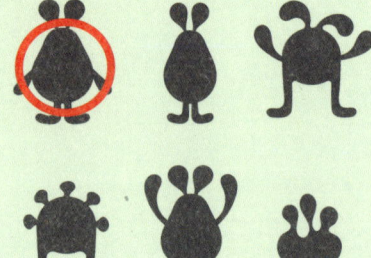

72 ········ 77쪽

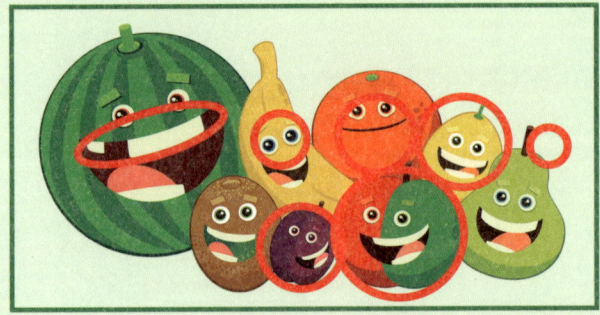

73 ········ 78쪽

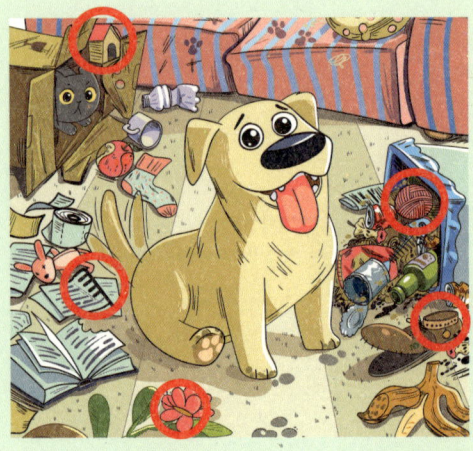

74 ········ 79쪽

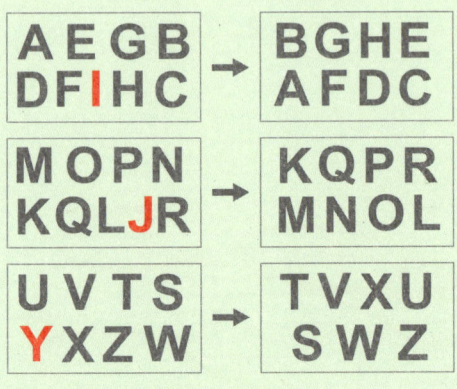

75 ········ 80쪽

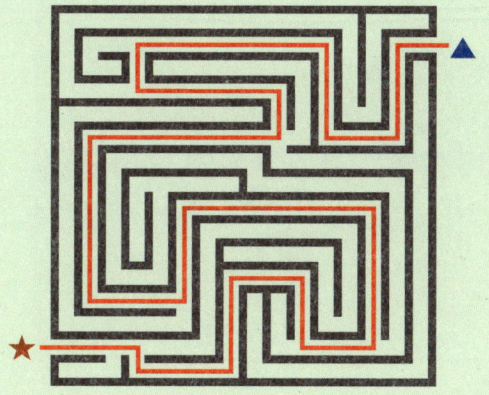

76 ········ 81쪽

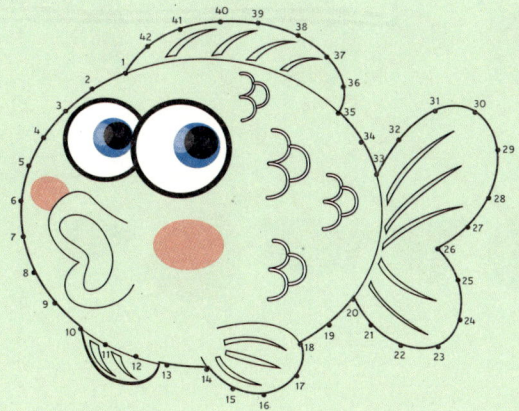

77 ········ 82쪽

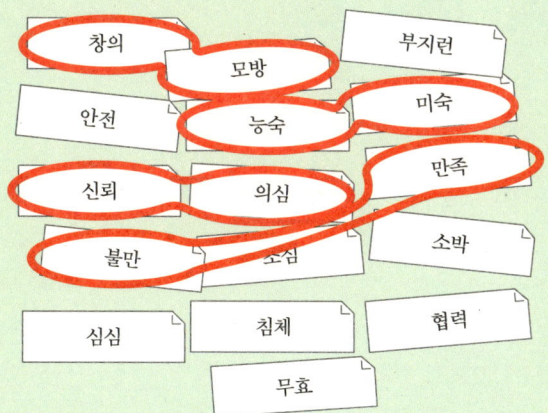

78 ········ 83쪽

방학, 하늘

79 ········ 84쪽

 2   4

80 ········ 85쪽

2	3	1	5	4
5	4	2	3	1
3	5	4	1	2
1	2	5	4	3
4	1	3	2	5

81 ········ 86쪽

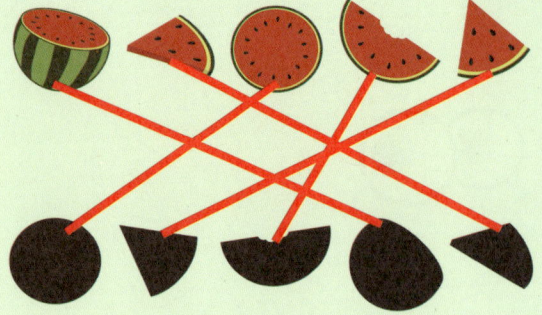

82 ········ 87쪽

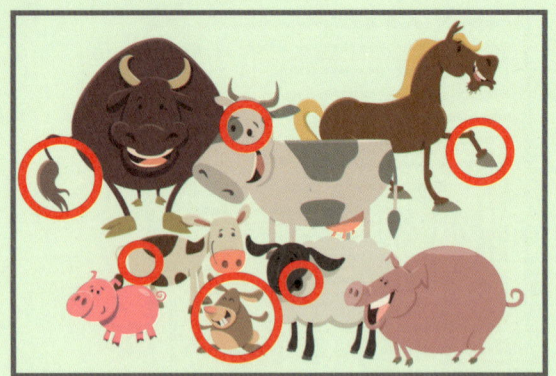

83 ········ 88쪽

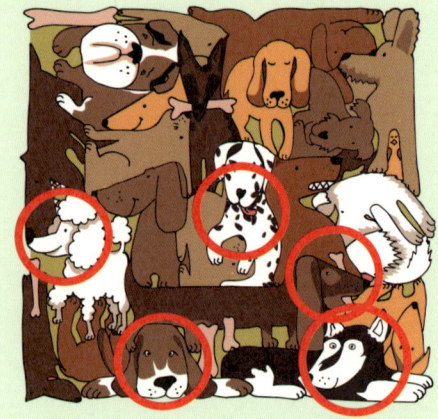

84 ········ 89쪽

 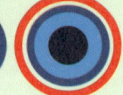

85 ········ 90쪽

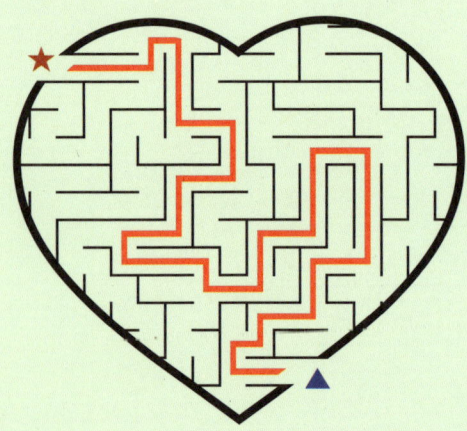

86 ········ 91쪽

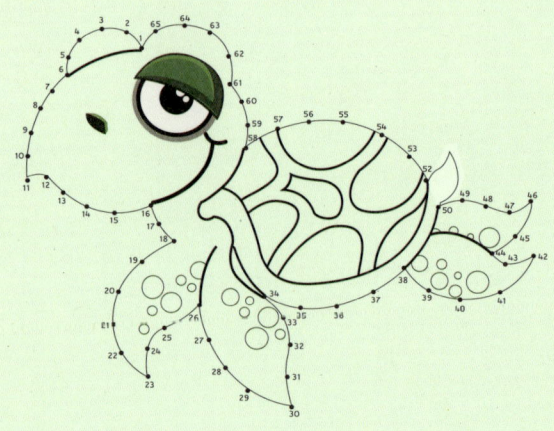

87 ········ 92쪽

사자

88 ········ 93쪽

추석, 제주도

89 ········ 94쪽

 2   3

90 ········ 95쪽

2	1	3	4
3	4	2	1
1	2	4	3
4	3	1	2

91 ········ 96쪽

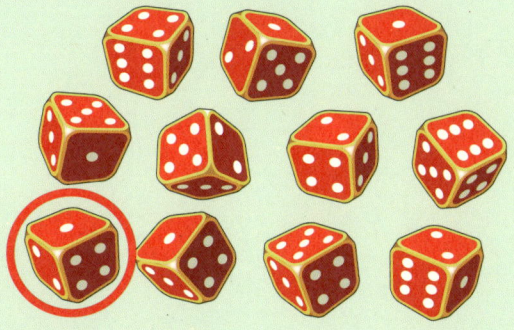

92 ········ 97쪽

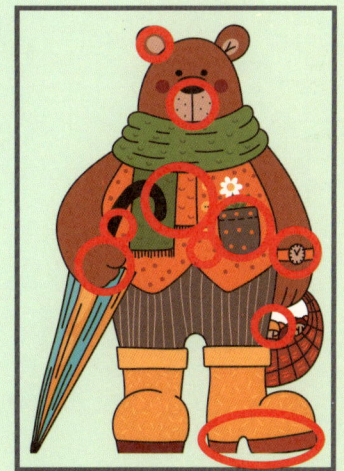

151

93 ········ 98쪽

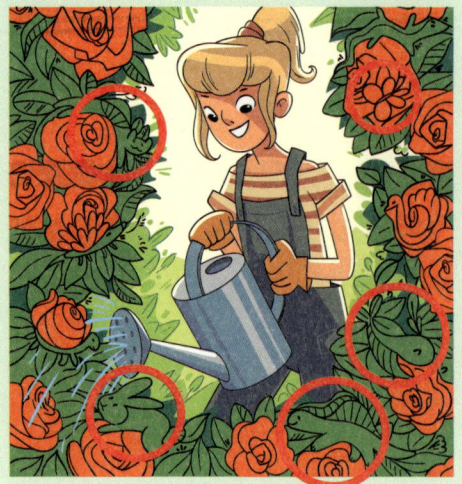

94 ········ 99쪽

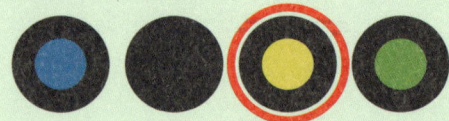

95 ········ 100쪽

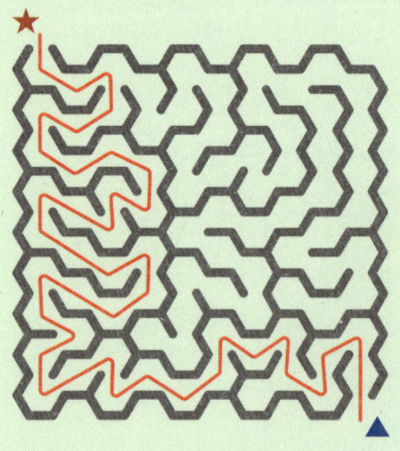

96 ········ 101쪽

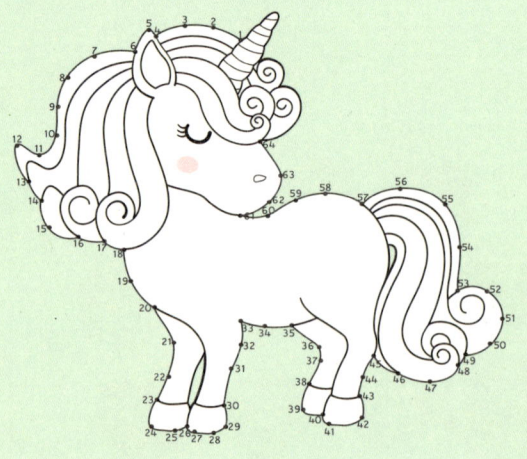

97 ········ 102쪽
대전

98 ········ 103쪽
눈, 추위, 얼음, 장갑, 난로, 성탄절, 스케이팅, 눈썰매

배추, 무, 고춧가루, 마늘, 생강, 대파, 동치미, 무생채

99 ······ 104쪽

 1   4

100 ······ 105쪽

4	1	3	2	6	5
5	6	2	1	3	4
3	4	6	5	2	1
1	2	5	6	4	3
2	5	4	3	1	6
6	3	1	4	5	2

101 ······ 106쪽

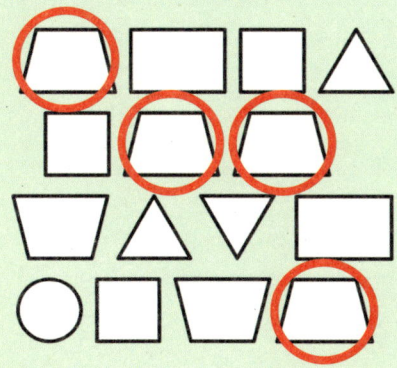

102 ······ 107쪽

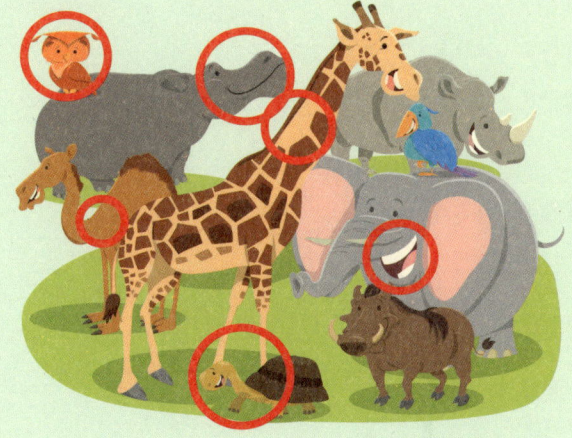

103 ······ 108쪽

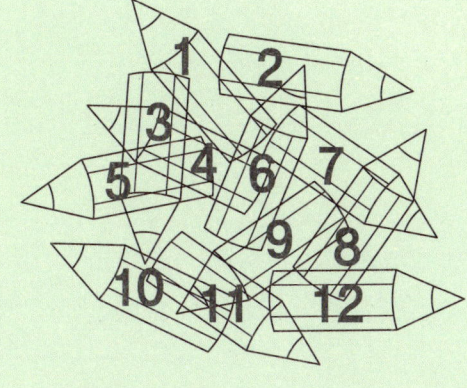

12개

104 ······ 109쪽

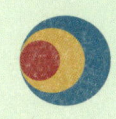 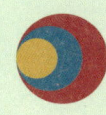 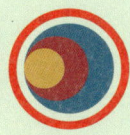 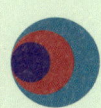

105 ········ 110쪽

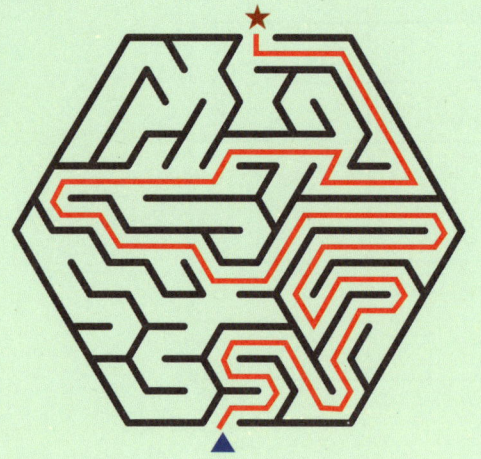

106 ········ 111쪽

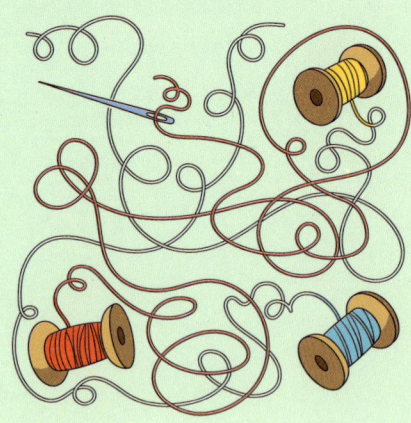

107 ········ 112쪽
침대

108 ········ 113쪽
케이크, 나이, 선물, 파티

시금치, 신호등, 나뭇잎, 이끼, 잔디

109 ········ 114쪽

 2   1

110 ········ 115쪽
1. 사자   2. 호랑이

111 ········ 116쪽

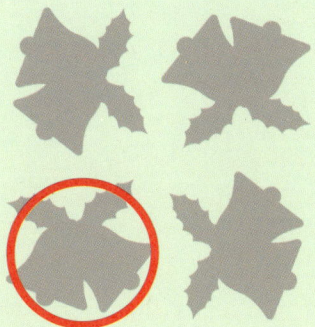

112 ········ 117쪽

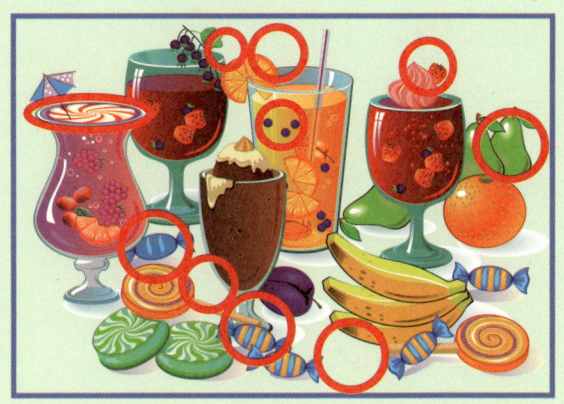

113 ········ 118쪽

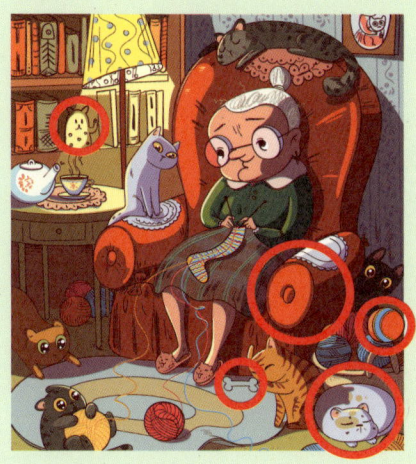

114 ········ 119쪽

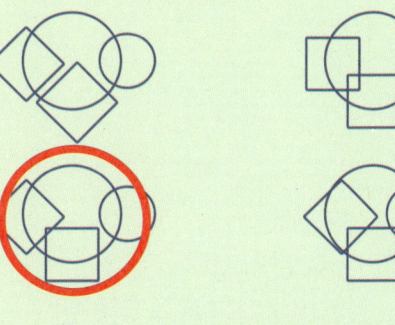

115 ········ 120쪽

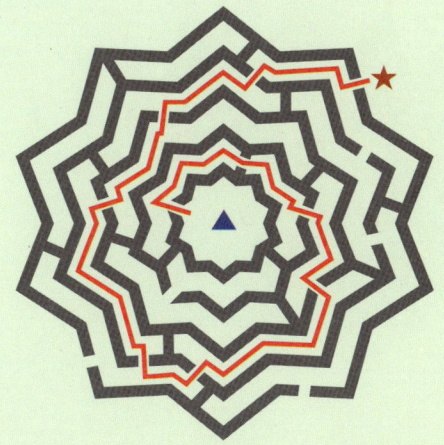

116 ········ 121쪽

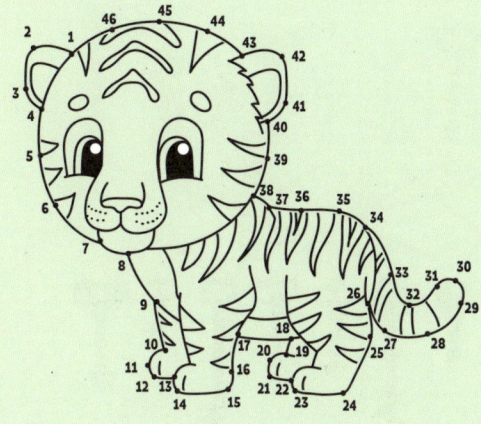

155

117 ········ 122쪽

정답 예 물고기 / 산모퉁이 / 이발소

118 ········ 123쪽

달걀, 신호등, 버터, 옥수수, 레몬, 참외, 병아리

빨강, 노랑, 파랑, 초록, 주황, 보라, 검정

119 ········ 124쪽

8	1	6
3	5	7
4	9	2

120 ········ 125쪽

- 고양이는 4, 다람쥐는 3
  따라서 고양이와 다람쥐를 더하면 7

- 전나무는 4, 잣나무는 1
  따라서 5에서 잣나무를 빼면 4

121 ········ 126쪽

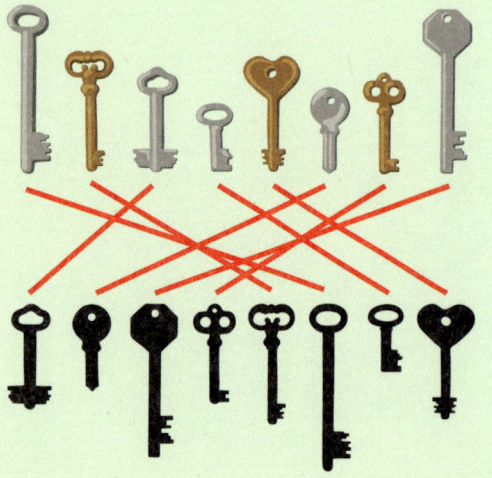

122 ········ 127쪽

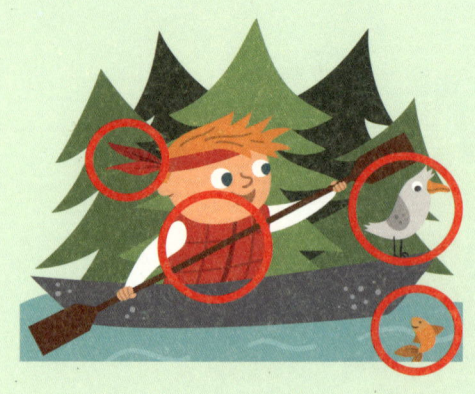

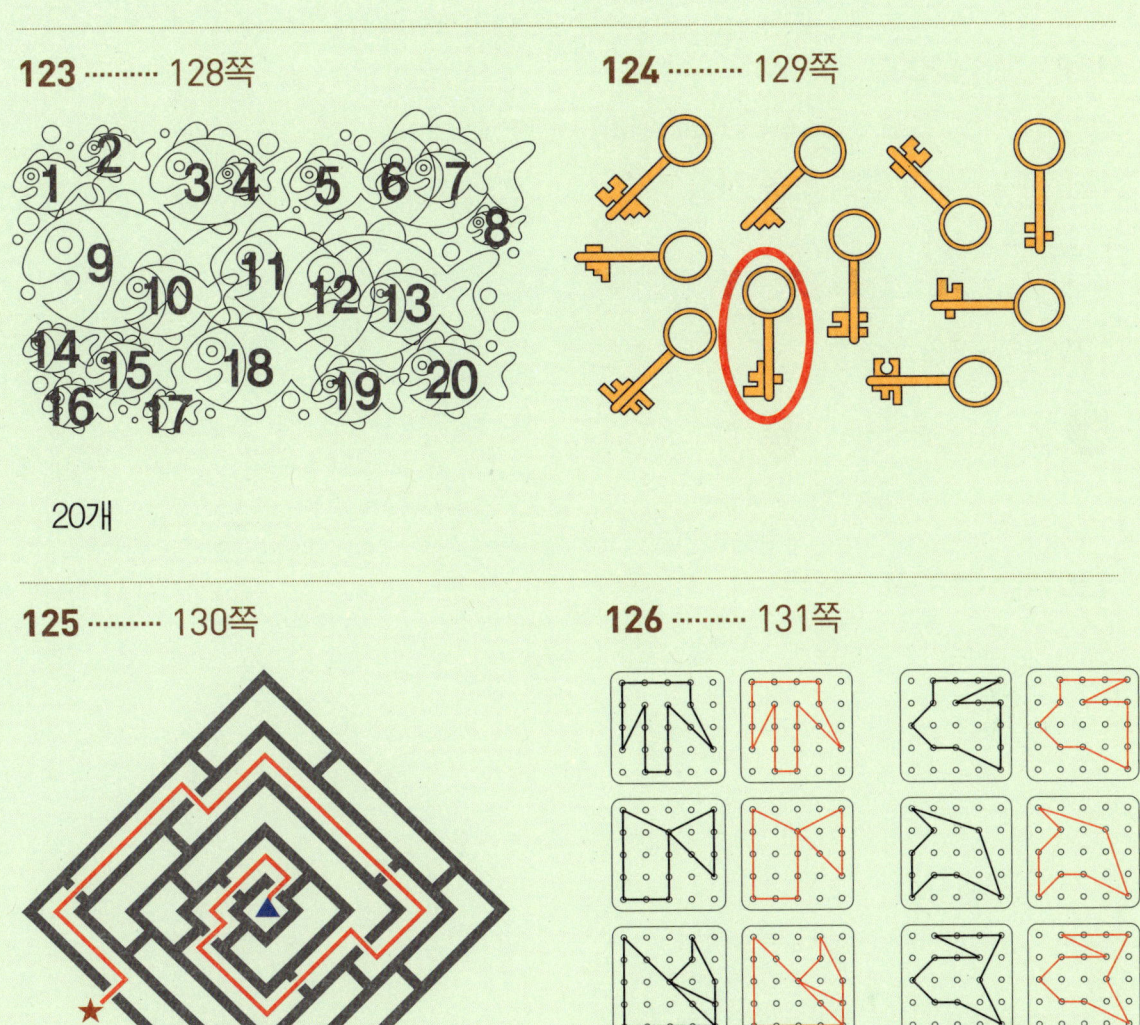

123 ········ 128쪽

20개

124 ········ 129쪽

125 ········ 130쪽

126 ········ 131쪽

127 ········ 132쪽

[정답예] 이불 / 항구 / 책가방, 장마철, 석조물

128 ·········· 133쪽

원피스, 바지, 점퍼, 재킷, 티셔츠, 스커트

입춘, 춘분, 대서, 입추, 우수, 경칩, 청명

변호사, 디자이너, 요리사

129 ·········· 134쪽

 3    11   🍊 9

130 ·········· 135쪽

10 + 4 + 24 + 70 + 1988 = 2096

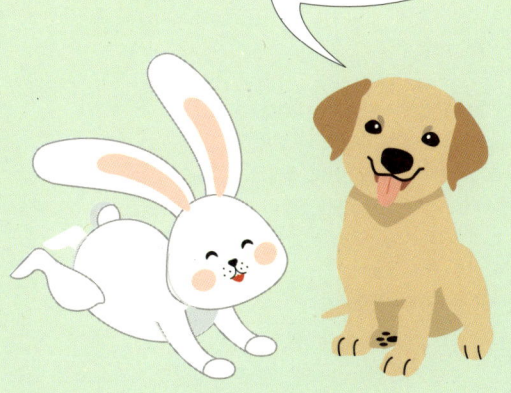

인지력, 수리력, 언어력, 논리력 문제로 집중력을 키워보세요!

어른을 위한 두뇌 운동 퀴즈북
뇌가 젊어지는 집중력 퀴즈

1판 1쇄 발행 2024년 3월 10일
1판 2쇄 발행 2025년 11월 10일
―

지은이 HRS 학습센터
―

펴낸이 김은중
편집 허선영 디자인 김순수
펴낸곳 가위바위보
출판 등록 2020년 11월 17일 제 2020-000316호
주소 경기도 부천시 소향로 25, 511호 (우편번호 14544)
팩스 02-6008-5011 전자우편 gbbbooks@naver.com
네이버블로그 gbbbooks 인스타그램 gbbbooks 페이스북 gbbbooks 트위터 gbbbooks
―

ISBN 979-11-92156-25-5 14690
ISBN 979-11-92156-18-7 14690(세트)

* 책값은 뒤표지에 있습니다.
* 이 책의 내용을 사용하려면 반드시 저작권자와 출판사의 동의를 얻어야 합니다.
* 잘못된 책은 구입처에서 바꿔 드립니다.

가위바위보 출판사는 나답게 만드는 책, 그리고 다답게 즐기는 책을 만듭니다.